Aerobic-Trends 50 plus

Anmerkung: Der Einfachheit halber haben wir uns in unserem Buch für den geläufigen Begriff „Übungsleiter“ entschieden, wohlwissend, dass gerade in der Aerobic zahlreiche Frauen diese Tätigkeit engagiert ausüben.

MOVE TO THE MUSIC
Band 4

AEROBIC TRENDS 50 plus

Dr. Gudrun Paul / Andrea Flach-Meyerer

Meyer & Meyer Verlag

Die Deutsche Bibliothek – CIP Einheitsaufnahme

Aerobic-Trends 50 plus [Medienkombination] /
Gudrun Paul / Andrea Flach-Meyerer. –
– Aachen : Meyer und Meyer
(Move to the music)
ISBN 3-89124-659-5
Buch. . - 2001
CD. . - 2001

Olten (CH), Wien, Oxford, Québec, Lansing/ Michigan
Adelaide, Auckland, Johannesburg
Member of the World
Sportpublisher's Association (WSA)
Umschlaggestaltung: Birgit Engelen, Stolberg
Fotos: Minkus Foto Design Agentur, Isernhagen
Grafiken: Sabine Werner, Grimma
Lithos und Belichtungen: frw, Reiner Wahlen, Aachen
Lektorat: Dr. Irmgard Jaeger, Aachen
Druck: Burg Verlag Gastinger GmbH, Stolberg
Printed in Germany
ISBN 3-89124-659-5
E-Mail: verlag@meyer-meyer-sports.com

Inhaltsverzeichnis

AEROBIC-TRENDS

Vorwort

Sport und Bewegung galten früher als schönste Nebensache der Welt. Heute weiß man jedoch, wie wichtig körperliche Bewegung für Gesundheit und Wohlbefinden ist. Denn Bewegungsmangel führt zu zahlreichen Beschwerden, seien es Rückenschmerzen, Arteriosklerose oder ein geschwächtes Immunsystem.

Eine besondere Bedeutung kommt hierbei dem aeroben Ausdauertraining zu, denn es schützt vor einer Vielzahl von Herz-Kreislauf-Erkrankungen und hilft zudem noch, Alltagsstress abzubauen! Neben Joggen oder Walking ist deshalb ein gut dosiertes Aerobictraining die wohl beste Möglichkeit, sich gesund zu erhalten!

Da eine ausgewogene Belastungsdosierung gerade auch bei Menschen in der zweiten Lebenshälfte wichtig ist, stellt dieses Buch eine unverzichtbare Hilfe für alle ‚bewegungshungrigen' Menschen ab 50 dar, die ihre allgemeine Ausdauer auf motivierende Weise verbessern wollen! Dieses Buch gibt genaue Anweisungen, wie trainiert werden soll. Zudem werden die neuesten Trends der Aerobicszene vorgestellt und in detailliert ausgearbeiteten Programmen präsentiert.

Der Informationsgehalt dieses Buches ist so groß, dass sowohl Lehrkräfte als auch Laien genügend Anhaltspunkte für eine gesundheitsfördernde Trainingsgestaltung bekommen. Den beiden Autorinnen ist es gelungen, ihr umfangreiches Wissen übersichtlich und verständlich darzustellen, sodass auch Anfänger mit diesem Buch arbeiten können.

Eine besondere Trainingshilfe stellt die beiliegende CD dar, weil man nicht erst ein eigenes Musikprogramm zusammenstellen muss, sondern direkt mit dem Training beginnen kann.

Es ist zu wünschen, dass das vorliegende Buch möglichst viele Menschen motiviert, mit dieser Form des Herz-Kreislauf-Trainings zu beginnen und so etwas für ihre Gesundheit zu tun. Ganz besonders gilt dies für Menschen ab 50, die vielleicht bisher dachten, Aerobic sei ausschließlich etwas für jüngere Leute. Dieses Buch beweist, dass das ganz und gar nicht der Fall ist!

Dr. Christiana Rosenberg-Ahlhaus
Sportwissenschaftlerin, ehemalige Weltmeisterin in der Rhythmischen Sportgymnastik

Einführung

„Aerobic Trends 50 plus" – ein Buchtitel und eine Herausforderung für eine Zielgruppe mit großen Erwartungen. 50 plus ist für uns die Generation, die sich um das 5. Lebensjahrzehnt und darüber hinaus gruppiert.

Es ist legitim zu sagen, dass besonders in der zweiten Lebenshälfte jedes Lebensjahrzehnt seine Spezifiken, Erwartungen, Erfahrungswerte hat bzw. mit sich bringt. Folglich sind der 50- und der 70-Jährige nur bedingt vergleichbar, trotz der viel zitierten Ausnahme des „fitten 75-Jährigen".

Dass es diese Ausnahmen gibt, ist lobenswert, aber die Grundlagen dafür werden bekannterweise in den jungen Jahren, spätestens im 4. Lebensjahrzehnt durch eine regelmäßige sportliche Betätigung gelegt.

Diese Zeitschwelle möchten wir zum Anlass nehmen, Frauen und Männer diesen Alters für eine herausfordernde sportliche Betätigung zu motivieren, die ihrem Bedürfnis nach Fitness, Gesundheit, Geschlechtsspezifik und Bewegung als Lebensqualität entspricht.

Die selbstbewusste Generation 50 plus hat im Beruf ihren Platz gefunden. Für sie tun sich im Familienleben durch die erwachsenen Kinder neue Freiräume auf und sie hat nun Zeit, sich selbst wieder neu zu entdecken. Trends sind immer interessant, versprechen sie doch ‚Neues, Aktuelles und Informatives'.

Wir haben Entwicklungen in der Aerobic auf den Prüfstand gestellt und die Inhalte und Vorgehensweisen für die Zielgruppe 50 plus aufgrund unserer langjährigen Erfahrungen herausgearbeitet.

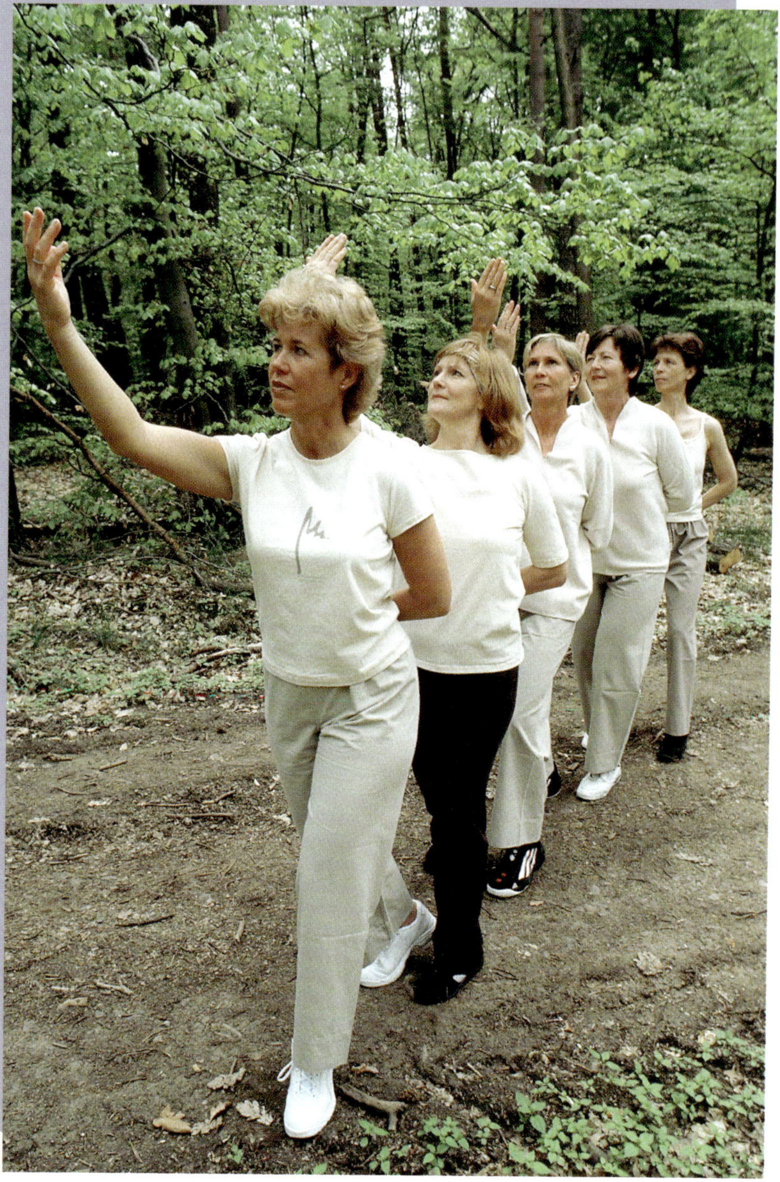

Neue Entwicklungen, gerade im Sport, sind dort von Erfolg gekrönt, wo sich mehrere Aspekte vereinen:

- Das Erreichen großer Interessengruppen.
- Die Verknüpfung einzelner Ziele unter dem Aspekt einer ganzheitlichen Sichtweise.
- Eine fundierte wissenschaftliche Grundlage
- sowie eine zeitgemäße Vermarktung.

Das leisten auch die im Buch aufgeführten sechs Trends, deren Spektrum vom Fitnessklassiker bis zum aktuellen Trendsetter reicht. Zu jedem Trend wird kurz die ‚Historie' aufgezeigt, das Bewegungsprogramm in seiner Gesamtheit und grundlegendes Schritt- und Bewegungsrepertoire mit Bild und Text für die Praxis vorgestellt.

Eine CD mit einem Bewegungsprogramm für ein ‚Klassisches Aerobictraining' rundet das Angebot ab. Auf dieser CD finden Sie auch zwei Countrytitel, um in das neue Line Dancing Workout hineinschnuppern zu können.

Dass solch ein Buch gewünscht wird, haben uns zahlreiche Gespräche mit Freunden in Sportlerkreisen, aber auch außerhalb, bestätigt. Sie gaben uns die Motivation und Inspiration. Deshalb möchten wir uns an dieser Stelle beim Deutschen Turner-Bund für gewährte fachliche Unterstützung bedanken. Ingeborg Ruiz Rodriguez gilt ein großer Dank für die sorgfältige Betreuung des Manuskriptes. Besonderen Dank richten wir an die Firmen Polar, World Fitness Promotion und Schmidt sowie Danskin für die Bekleidungsausstattung.

Grimma und Mutterstadt im Juli 2000

Dr. Gudrun Paul und Andrea Flach-Meyerer

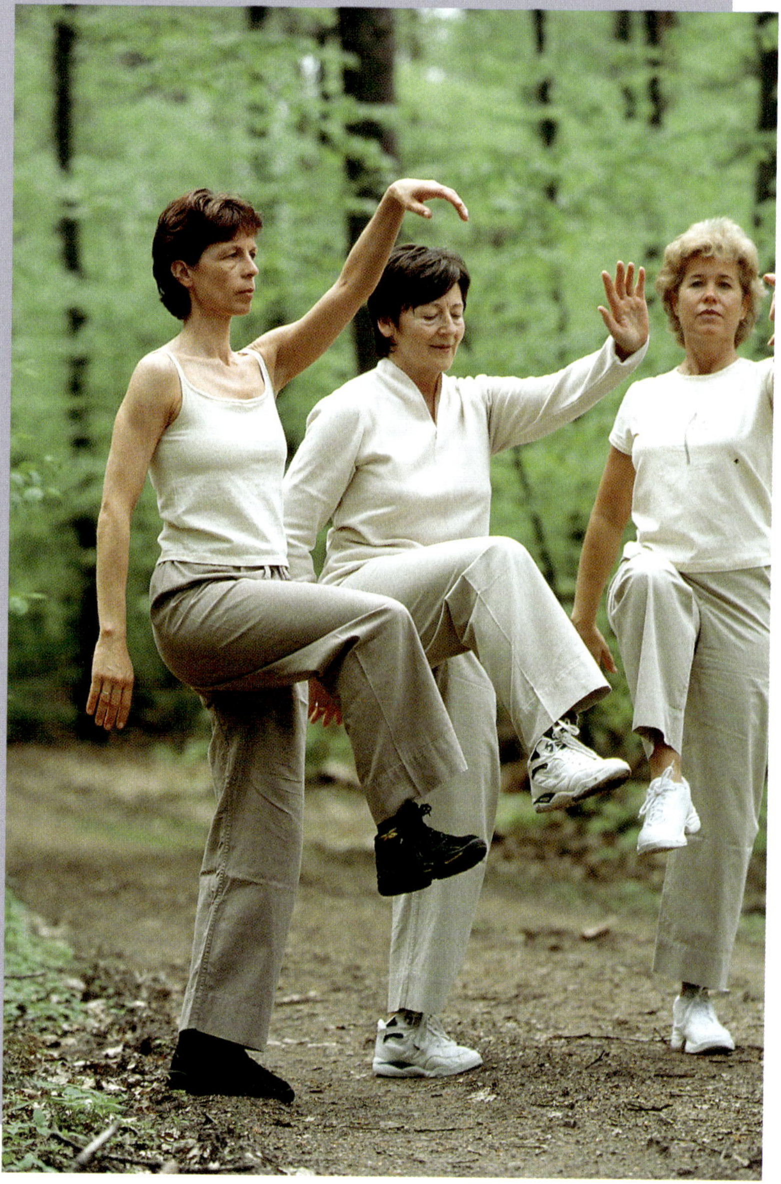

Fit durch Ausdauertraining

1 Was Sie über das Ausdauertraining wissen sollten!

1.1 Ausdauertraining – was ist das?

Zuerst möchten wir Ihnen zu der Entscheidung, sich mit Aerobic, einer ausdauerorientierten Sportart, zu beschäftigen, gratulieren. Wir gehen davon aus, dass Sie eine Vorliebe für Musik, für Bewegung mit koordinativen Anforderungen und für neue Herausforderungen haben.

Die Begründung dafür liefert uns die Definition, was Ausdauer eigentlich ist.

Wissenschaftlich definiert klingt es so:

> **Ausdauer ist charakterisiert durch die Fähigkeit, eine gegebene Leistung über einen möglichst langen Zeitraum durchhalten zu können.**

Jeder verbindet andere Erfahrungen mit dem Begriff „Ausdauer". Die Zeit, wo der sportliche Laie skurrile Vorstellungen über das Ausdauertraining hatte, wie etwa den langen Dauerlauf mit Blasen an den Füßen und hochrotem Kopf oder über einen wund gesessenen Po vom Fahrradsattel, ist dank der zahlreichen Aufklärungen fast passé.

Ausdauertraining richtig durchgeführt, ist eine hervorragende Möglichkeit und Chance zur Gesunderhaltung des Menschen, insbesondere auch der Generation 50 plus.

Ausdauertraining heißt in erster Linie Spaß an der Bewegung, Ausbalancieren von Belastung und Stress, Vertrauen in die eigene Leistungsfähigkeit, Motivation durch Freunde, Bekannte und Gleichgesinnte, Abwechslung vom Alltag sowie die Grenzen des eigenen Körpers bewusst zu erleben.

Aus der Sichtweise der Trainingslehre wird das Ausdauertraining in zwei Ausdauerformen unterschieden, die *allgemeine* und die *lokale Ausdauer*. Die Unterscheidungsgrundlage dafür bildet der Anteil der arbeitenden Muskulatur.

Von einer *allgemeinen Ausdauer* sprechen wir, wenn mehr als 1/7-1/6 der gesamten Skelettmuskulatur für die Bewegung eingesetzt wird und die Belastung über einen längeren Zeitraum (10 - 35 Minuten) ohne Unterbrechung durchgeführt wird. Diese Ausdauerleistungsfähigkeit wird im allgemeinen Verständnis oft auch als *Kondition* bezeichnet und gibt Auskunft über das persönliche Fitnessfeeling. Diese Ausdauer wird ein Leben lang benötigt und bedarf eines regelmäßigen, persönlich differenzierten Trainings.

Wird weniger als 1/7-1/6 unserer Muskelmasse in die Bewegung mit einbezogen, so bezeichnet man dies als *lokale Ausdauer*. So sind z.B. Übungen, die nur die Armmuskulatur betreffen, ein Beispiel für ein lokales Ausdauertraining. Diese Form der Ausdauer wird bei ganz speziellen Sportarten und im Wettkampfsport benötigt, aber auch nach Verletzungen einzelner Körperteile, z.B. nach einer Stilllegung der Armmuskulatur, mit benutzt.

Für die Ausdauerleistung muss der Körper Energie bereitstellen. Unter dem Gesichtspunkt der muskulären Energiebereitstellung unterscheidet die Sportwissenschaft zwischen *aerober* und *anaerober Ausdauer* bzw. Energiebereitstellung.

Die Art der Energiebereitstellung hängt von der Belastungsdauer und auch der Intensität ab So steht bei den so genannten

Langzeitbelastungen (beginnt ab acht Minuten) die aerobe Energiegewinnung im Vordergrund. Trainieren wir im aeroben Bereich, so steht uns immer genügend Sauerstoff für die Energiebereitstellung zur Verfügung. Die Leistung kann folglich über längere Zeit durchgehalten werden. Diese Trainingsform ist das eigentliche Ziel eines gesundheitsförderlichen Ausdauertrainings im Fitness- und Gesundheitssport.

Trainieren wir im anaeroben Bereich aufgrund sehr hoher Belastungsintensitäten, so reicht der aufgenommene Sauerstoff für die Energiebereitstellung nicht aus, es kommt zu einer erhöhten Laktatbildung und die Muskulatur ermüdet schneller. Diese letztere Trainingsform findet im gesundheitsorientierten Ausdauertraining keine Anwendung.

Das Training der allgemeinen Ausdauer oder auch der Grundlagenausdauer im Freizeitsport zielt auf eine Verbesserung des Herz-Kreislauf-Systems, des Energiestoffwechsels und der Fitness ab. Sauerstoffaufnahme und Sauerstoffverbrauch stehen in einem ausgewogenen Verhältnis und bilden die Grundlage für ein effizientes Training.

Zu den Sportarten, bei denen die allgemeine Ausdauer besonders gut trainiert wird, gehören auch die verschiedenen Aerobicformen, wie Step-Aerobic, Tai-Chi-Aerobic, Salsa-Aerobic, Aerobic mit dem Physio-Power-Tube u.a.

Das Vorhandensein einer guten allgemeinen oder auch Grundlagenausdauer bedeutet aber auch, sich nach physischen und psychischen Belastungen rasch zu regenerieren.

Die auftretende Ermüdung während der Belastung zeigt sich in unterschiedlichen Bereichen und ist von Mensch zu Mensch, als auch von Sportart zu Sportart unterschiedlich. Durch die Ermüdung kommt es zu einer Minderung der Leistungsfähigkeit, die sich in Ermüdungsanzeichen äußert.

Tipp

Allgemeine Ermündungsanzeichen sind:

- Abgeschlagenheit
- Augenflimmern
- Ohrensausen
- Atemnot
- Übelkeit
- Muskelschmerzen
- Muskelzittern
- Nachlassen der Muskelkraft
- Koordinationsstörungen
- Verminderte Konzentration.

Wie trainiere ich meine Ausdauer?

Von einem Ausdauertraining sprechen wir, wenn, wie bereits erwähnt, mindestens 15% der Muskulatur unseres Körpers durch eine dynamische Muskelarbeit über einen längeren Zeitraum ohne Unterbrechung aktiviert wird. Um optimale Effekte zu erzielen, sollte die Belastungszeit mindestens zehn Minuten bis ca. 35 Minuten betragen. Die Belastungsintensität muss während eines gesundheitsorientierten Ausdauertrainings mindestens bei 50% der maximalen Herzfrequenz liegen. Nur dadurch gelingt es, den so genannten ‚Schwellenwert' eines Trainings zu überschreiten. Wichtig ist, dass die obere Grenze der Herzfrequenz nicht die 80%-Marke übersteigt.

Gut ist es jedoch gerade für Einsteiger bzw. Wiedereinsteiger zu wissen:

- Das Trainingspensum muss nicht an einem Tag absolviert werden, sondern sollte auf mehrere Trainingseinheiten in der Woche verteilt werden.
- Um die Ausdauerleistungsfähigkeit zu erhalten, reichen in der Woche ca. 3 x 20 Minuten Bewegung (nonstop) mit geringer bis mittlerer Intensität bereits aus.
- Um die Ausdauerleistungsfähigkeit zu verbessern, sollten in einer Woche ca. 3 x 30 Minuten Bewegungstraining mit mittlerer bis höherer Intensität durchgeführt werden.

Bei richtiger Trainingsbelastung reagiert unser Körper mit biologischen Anpassungserscheinungen. Für einen Anfänger reichen schon relativ geringe Belastungen aus, während für einen Fortgeschrittenen Dauer und Intensität der Belastung langsam angehoben werden müssen, wenn Anpassungsverbesserungen erzielt werden sollen.

Für das Ausdauertraining werden die gleichen Wirkungsprinzipien spürbar, wie auch beim Training anderer Fähigkeiten. So gilt – nur was gefordert wird, kann auch gefördert werden.

Unterschwellige bzw. zu geringe Reize erbringen keine Wirkung. Schwache Reize regen den Stoffwechsel zwar an, sind aber nicht ausreichend für erwünschte Veränderungen.

Starke Reize bewirken den biologisch sinnvollen Anpassungsprozess, während zu starke Reize eher eine negative Auswirkung für den Körper und die Psyche mit sich bringen.

Belastungsreize werden im Ausdauertraining zunächst über die Trainingsdauer, danach über die Trainingshäufigkeit und erst zuletzt über die Trainingsintensität gesetzt.

Nur regelmäßiges und langfristiges Training führt zum Erfolg. ‚Sportmuffel' haben ja jederzeit eine Ausrede parat, um nur kein gezieltes Training durchführen zu müssen. Für sie zählt jede Art der Bewegung als Sport. Zu deren Enttäuschung muss an dieser Stelle klargestellt werden, Haus- bzw. Gartenarbeit oder auch lange, langsame Spaziergänge sind zwar positive Aktivitäten, aber kein Ausdauertraining.

In der Aerobic erfolgt das Ausdauertraining in der Cardiophase. Hier gelten die dargestellten Inhalte eines Ausdauertrainings wie Zeitdauer, Intensität, in gleicher Art und Weise und werden als musikalisches Ausdauertraining absolviert. Zur moderaten Ausdauerbelastung kommen zusätzliche Bewegungselemente, die eine spannende Herausforderung gerade für die selbstbewusste Generation 50 plus beinhalten.

Als Vorbereitung auf ein effizientes Ausdauertraining sollten gerade Sportinteressierte der Generation 50 Plus einen medizinischen Check nicht vergessen.

Zu dieser sportärztlichen Untersuchung gehören:

- Ruhe- und Belastungs-EKG.
- Ein Muskelfunktionstest zu Überprüfung der Funktionsfähigkeit der Muskulatur.
- Eine orthopädische Untersuchung der Gelenke und Haltung.

Ebenso ist ein kleiner Fitnesstest zur ‚Erfassung der persönlichen Ausdauerleistung' angebracht, der auch zu Hause zur Selbstkontrolle gut durchgeführt werden kann. Der Ausdauerstepptest liefert erste Anhaltspunkte, wie gut Ihre Ausdauer, die Leistungsfähigkeit des Herz-Kreislauf-Systems und des Stoffwechsels ist. Der Ausdauertest selbst dauert drei Minuten.

Und so wird's gemacht.

Dieser Test wird an einem Step oder an einem Podest durchgeführt. Als Erstes ermitteln Sie Ihren Ruhepuls (siehe auch Seite 27f.). Stellen Sie sich vor das Podest, das ca. 35 cm hoch sein sollte und steigen Sie 90 Sekunden lang hoch und runter. Dabei beginnt immer dasselbe Bein. Nach 90 Sekunden wechseln Sie das Führungsbein und setzen das Auf- und Absteigen wiederum 90 Sekunden fort.

Das Tempo des Auf- und Absteigens sollte gleichmäßig sein und richtet sich nach Ihrem Körpergewicht. Bei einem Gewicht bis zu 60 kg sollten Sie 30-mal pro Minute hoch und wieder runtersteigen. Bei 61-80 kg ca. 25-mal pro Minute und bei über 80 kg nur 20-mal pro Minute. Nach Beendigung des Tests messen Sie noch einmal Ihren Puls. Von diesem Pulswert ziehen Sie den Wert des Ruhepulses ab und vergleichen diesen Wert mit den Ergebnissen in der angeführten Tabelle.

Frauen	♥	♥♥	♥♥♥	♥♥♥♥	♥♥♥♥♥	meine persönl. Werte
Alter bis 40	>75	70–75	60–69	55–59	>45	
älter als 40	>65	60–65	55–59	50–54	>50	
Männer						
Alter bis 40	>65	60–65	50–59	45–49	>45	
älter als 40	>60	55–60	45–54	40–44	>40	

Tabelle 1: Ausdauertestergebnisse (modifiziert nach Autorenteam „richtig fit", 2000)

Spannend wird nun die Interpretation:

- Bei einem Herzpunkt heißt das für Sie: Ihre Ausdauerleistungsfähigkeit ist zu gering. Sie sollten unbedingt aktiv werden.
- Bei zwei Herzpunkten heißt das für Sie: Ihre Ausdauerleistung ist schwach ausgeprägt, Sie können durch Training Verbesserungen erzielen.
- Bei drei Herzpunkten heißt das für Sie: Ihre Ausdauerleistungen liegen im durchschnittlichen Bereich, eine Verbesserung ist dennoch zu empfehlen, weil dann der Alltag noch besser bewältigt werden kann.

- Bei vier Herzpunkten heißt das für Sie: Ihre Ausdauerleistungen sind gut und bieten eine solide Grundlage für die gewünschte sportliche Aktivität. Erhalten und fördern Sie diesen positiven Stand.
- Bei fünf Herzpunkten heißt das für Sie. Ihre Ausdauerleistungen sind überdurchschnittlich – weiter so!

1.2 Gesundheitliche Auswirkungen des Ausdauertrainings für die Zielgruppe 50 plus

Erkrankungen des Herz-Kreislauf-Systems nehmen nach wie vor noch einen hohen Stellenwert in der Krankenstatistik unseres Landes ein. Als eine der primären Ursachen dafür gilt der steigende Bewegungsmangel, der auch zunehmend mehr für viele Menschen in der zweiten Lebenshälfte zutrifft.

Um jedoch die Leistungsfähigkeit unseres Körpers und seiner Organsysteme zu fördern bzw. zu erhalten, ist es wesentlich, die Widerstandsfähigkeit des Organismus gegen Ermüdung zu erhöhen. Das heißt, wie bereits definiert, die allgemeine Ausdauer zu trainieren. Damit haben wir eine Chance, auf die Veränderung der Organsysteme, die im Weiteren beschrieben werden, positiv zu reagieren.

Übereinstimmend sind Sportwissenschaftler und Mediziner der Auffassung, dass innerhalb der motorischen Hauptbeanspruchungsformen (Ausdauer, Kraft, Beweglichkeit, Schnelligkeit, Koordination) die Ausdauerleistung gesundheitlich am bedeutendsten ist. Die gesundheitlichen Wirkungen von Ausdauertraining sind unumstritten und zum Teil wissenschaftlich sehr gut untersucht und dokumentiert. Das präventive Ausdauertraining stellt die wichtigste Form des Herz-Kreislauf-Trainings dar.

Die Ausdauer kann bis ins hohe Alter trainiert werden. Ausdauertraining ist für alle Menschen geeignet. Bekannt sind positive Wirkungen des Ausdauertrainings, insbesondere bei Stressbewältigung im Beruf und Alltag.

Mit zunehmendem Alter verändern sich die Organsysteme, es kommt tendenziell zu einer Abschwächung der Funktionen aller Systeme. Die Verminderung der Leistungsfähigkeit der Systeme verläuft nicht gleichmäßig, sondern ist unterschiedlich und wird auch von Erbanlagen, Lebensgewohnheiten u.a. Faktoren beeinflusst. Älter werden wir alle, darauf haben wir keinen Einfluss. Wie wir älter werden, dass können wir entscheidend mitbestimmen, dabei ist der Zeitpunkt am Ende des 4. Lebensjahrzehnts eine nicht unwichtige Schwelle für uns Frauen und Männer.

Zum Nachdenken und als Argument sollen an dieser Stelle einige wesentliche Funktionsveränderungen beispielhaft aufgeführt werden:

Muskulatur

Spürbar für jeden Menschen, besonders auch für den Untrainierten, ist die Reduzierung der Leistungsfähigkeit der Muskulatur. So verringert sich ab dem dritten Lebensjahrzehnt allmählich die Kapazität der Energiespeicher in den Muskeln. Dies spiegelt sich in einem verkürzten Zeitraum der Energiebereitstellung für bestimmte sportliche Bewegungen wider. Andererseits verlängert sich das Tempo der Reizimpulsgabe vom zentralen Nervensystem zu den Muskeln. Muskuläre Reaktionen wie Anspannung und Entspannung werden dadurch negativ beeinflusst. Auch die Muskelkraft verringert sich bei nicht ausreichender Belastung der Muskulatur spürbar.

Atmung

Auch die Atmung unterliegt altersbedingten Veränderungen, was u.a. an einem untrainierten Atemmuskel, dem Zwerchfell und einer unfunktionellen Haltung liegt. Das Zwerchfell kann willkürlich an- und entspannt werden und wird besonders bei Ausdauerbelastungen mit trainiert. Umgekehrt verliert das Zwerchfell bei unzureichender Aktivität seine volle Funktionsfähigkeit. Die Folge ist, dass weniger Luft ein- und ausgeatmet wird.

Körpergewebe

Die Fähigkeit des Körpergewebes, antransportierten Sauerstoff aufzunehmen und zu verwerten, nimmt mit zunehmendem Alter ab.

Herz

Veränderungen treten auch bei der Herztätigkeit auf. Unser Herz ist ein Hochleistungsmotor, der am Tag mehr als 7.000 Liter Blut durch die Adern pumpt. Das Herz ist für den Sauerstofftransport und die daraus folgende Leistungsfähigkeit der Organe und Muskulatur verantwortlich. Altersbedingt kommt es zu einer Reduzierung der Blutmenge, die in einem bestimmten Zeitraum durch den Kreislauf gepumpt wird, da die Herzschlagfrequenz mit zunehmendem Alter sinkt. Unser Körper benötigt jedoch bei Belastungen eine bestimmte Menge Sauerstoff. Um diesem gerecht zu werden, muss das Herz mehr Druck aufbringen, was zu einem Blutdruckanstieg führen kann.

Stoffwechsel

Stoffwechselprozesse dienen der Energiegewinnung. Sie beinhalten die chemische und energetische Umsetzung der Nahrung in körpereigene Bestandteile und abzugebende Endprodukte. Bedingt durch die biologische Alterung kommt es auch zu einer allmählichen Verminderung des Stoffwechsels. Eine Messgröße für die Intensität des Stoffwechsels stellt der so genannte *‚Grundumsatz'* dar. Der Grundumsatz ist die Energiemenge, die der Mensch bei ‚völliger Ruhe im Liegen' benötigt. Wissenschaftliche Untersuchungen zeigen, dass sich der Grundumsatz jüngerer und älterer Menschen kaum unterscheidet. Der entscheidende Faktor ist der Tagesumsatz. Dieser wird eindeutig vom Umfang und der Intensität der körperlichen Bewegung bestimmt. Einfach gesagt – mehr Bewegung, mehr Kalorienverbrauch.

Hormone

Auch hormonelle Veränderungen während des Alterns haben Einfluss auf unser Herz-Kreislauf-System und den Haltungs- und Bewegungsapparat des Menschen.

Durch die Reduzierung des weiblichen Hormons Östrogen können sich bei Frauen in der Phase des Klimakteriums Krankheiten wie Osteoporose entwickeln. Die Verminderung der Produktion des männlichen Hormons Testosteron bei den Männern führt zur Abnahme der Muskulatur und Muskelkraft im Alter. Herzinfarkt und Schlaganfallrisiko steigen in dieser Zeit an.

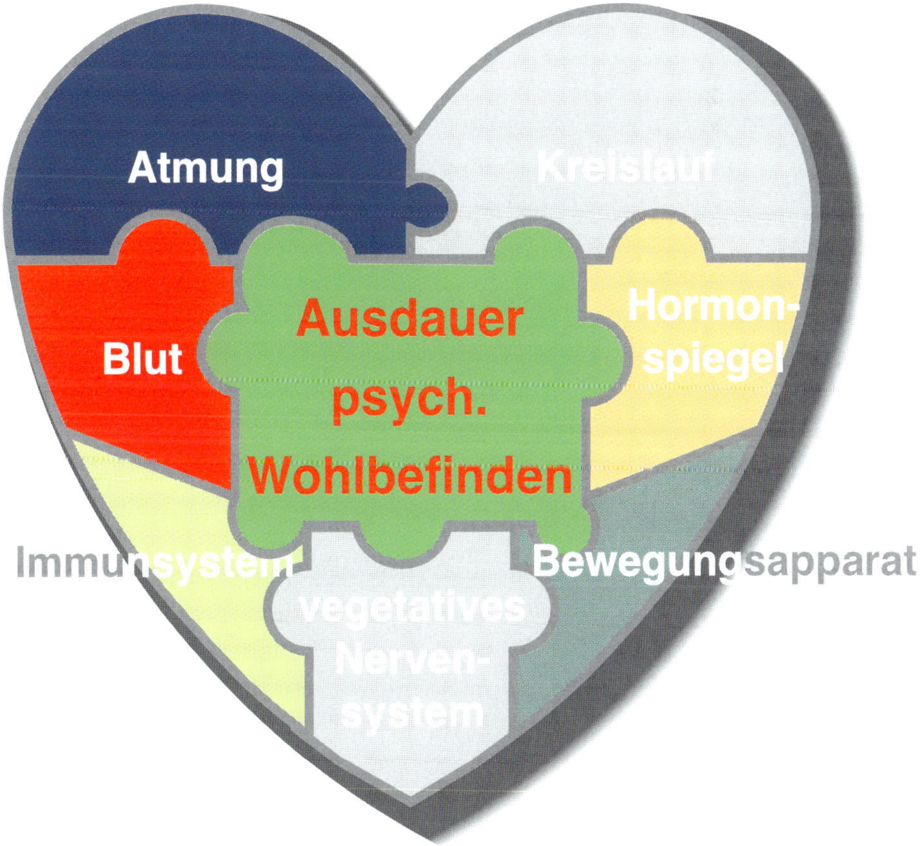

Abb. 1: Herzpuzzle

Wie wirkt sich nun ein regelmäßiges, gesteuertes Ausdauertraining auf unseren Körper aus? Welche Anpassungen vollziehen sich?

Herz
- Verminderung des Sauerstoffverbrauchs
- Verbesserung der Durchblutung des Herzens
- Geringere Anfälligkeit gegenüber Herzrhythmusstörungen

Kreislauf
- Senkung des Blutdruckes in Ruhe und unter Belastung
- Ökonomisierung des Sauerstoffverbrauchs
- Verbesserter venöser Rückfluss des Bluts

Atmung
- Harmonisierung der Atmung (Zusammenspiel zwischen Zwerchfell und Atemhilfsmuskulatur)
- Ökonomisierung des Gasaustauschs in der Lunge
- Verbesserung der Lungenbelüftung

Blut
- Erhöhung der Sauerstoffaufnahmekapazität
- Verbesserung der Fließeigenschaften

Immunsystem
- Stabilisierung des körperlichen Abwehrsystems
- Erhöhung der allgemeinen Widerstandsfähigkeit vor Infekten

Hormonsystem
- Ökonomisierung des hormonellen Umsatzes in Ruhe bzw. unter Belastung

Psyche
- Verbessertes allgemeines Wohlbefinden, Steigerung des Selbstwertgefühls
- Verringerung aggressiver Verhaltensweisen

Bewegungsapparat
- Verbesserung koordinativer Bewegungsabläufe
- Stabilitätsverbesserung durch Muskeltonuserhöhung

Energiestoffwechsel
- Vermeidung von Übergewicht bzw. Reduzierung von Übergewicht
- Senkung der Blutfettwerte

Einschränkend muss an dieser Stelle darauf hingewiesen werden, dass Menschen, die an manifesten Erkrankungen des Koronarsystems leiden, nur mit ärztlichem Rat und unter ärztlicher Betreuung ein Ausdauertraining absolvieren sollten.

1.3 Das Herz – unser bester Trainingspartner

Das Herz ist unser Lebensmotor und ein wichtiges Kontrollorgan für die sportliche Belastung.

Eine Belastung richtig einzuordnen und zu spüren, bildet die erste Schwierigkeit, die Einsteiger und nichttrainierte Menschen meistern müssen. Aber auch in bestehenden Sportgruppen erweist sich das als ein Problem, da sich die Teilnehmer auf einem unterschiedlichen konditionellen Niveau bewegen und unterschiedliche Voraussetzungen mitbringen. Daher ist es schwierig bzw. auch nicht möglich, für ‚ALLE' gleichzeitig eine optimale Ausdauerbelastung anzubieten. Eine wichtige Aufgabe besteht folglich darin, dem Teilnehmer eine gewisse Eigenverantwortlichkeit zu vermitteln. Jeder muss persönlich lernen, seine Belastung einzuschätzen. Dabei geht es nicht nur um das Körperbewusstsein und Feeling schlechthin. Das Engagement über den Kopf und die Einbeziehung von Steuerungsmechanismen, die im Weiteren vorgestellt werden, sind Voraussetzung, um den persönlichen Trainingsbereich zu finden. Diese Eigeneinschätzung erfordert Zeit und Geduld.

Die Atmung ist ein erster Faktor, der uns Auskunft über unseren Belastungszustand gibt.

Eigentlich ist das Ein- und Ausatmen ein völlig normaler Ablauf, über den nicht weiter nachgedacht wird. Erst bei einer ansteigenden Belastung werden wir uns der Atmung bewusst, weil wir intensiver oder auch schneller atmen. Das persönliche Augenmerk sollte auf einer konsequenten Ausatmung liegen, um die verbrauchte Luft aus der Lunge zu pumpen und der frischen Luft genügend Platz zu verschaffen. Beim normalen Atemvorgang erfolgt die Atmung über die Nase, die eine wichtige Funktion erfüllt. In kürzester Zeit wird die Luft gereinigt und fast bis auf die Körpertemperatur erwärmt. Deshalb sollte so lange als möglich durch die Nase geatmet werden. Ab bestimmten Belastungen ist die Nasenatmung nicht mehr ausreichend, es muss also auf die Mundatmung umgestiegen werden.

Als Kontrolle für die Belastung können Sie den so genannten ‚Sprechtest' benutzen. Wie der Name sagt, sollten Sie immer in der Lage sein, sich noch unterhalten zu können. Ist dies nicht mehr möglich, haben Sie die Belastung zu hoch gewählt.

Auch äußere Zeichen können uns anzeigen, dass wir uns nicht optimal belastet haben. Das weiße Mund-Nasen-Dreieck, übermäßiges Schwitzen, ein hochrotes Gesicht und vor allen Dingen Konzentrationsverlust sind Anzeichen für eine Überforderung. Um Belastung richtig einzuschätzen, gibt es eine einfache und doch zuverlässige Möglichkeit, die *Pulsmessung*.

Die Pulsmessung kann in zwei verschiedenen Varianten erfolgen, manuell mit der Hand oder unter Hinzunahme eines elektronischen Pulsmessgerätes.

Beide Verfahren sollten gesondert geübt werden, damit unter Belastung eine problemlose und sichere Handhabung möglich ist.

Tipp

Innerhalb der Aerobicgruppe und auch für den persönlichen Bedarf sollte die Pulsmessung gesondert geübt werden, damit während der Belastung eine eigenständige und sichere Messung durchgeführt werden kann.

Folgendes sollten Sie über die Pulsmessung wissen.

Puls- oder Herzfrequenz

Die Puls- oder Herzfrequenz ist gleichbedeutend mit der Zahl der Herzschläge pro Minute. Die Pulsfrequenz ist eine wissenschaftlich anerkannte Messgröße für die Auslastung unseres Herz-Kreislauf-Systems. Grundsätzlich wird zwischen drei verschiedenen Pulswerten unterschieden.

Ruhepuls

Als Ruhepuls bezeichnet man die Frequenz unseres Herzens, wenn der Körper sich in Ruhe befindet. Den verlässlichsten Ruhepuls ermitteln wir am Morgen nach dem Erwachen, liegend und in Ruhe. Günstig ist die Zähldauer der Pulsschläge innerhalb einer Minute. Grundsätzlich sollte jeder seinen Ruhepuls kennen.

Trainingspuls

Der Trainingspuls ist der Pulsschlag, der während der Belastung gemessen wird.

Besonders wichtig ist der Trainingspuls während der Cardiophase. Als untere Grenze des Trainingspulses sollte man 60%, als obere Grenze ca. 75-80% (je nach Fitnessstand) des altersabhängigen Maximalpulses erreichen. Der Maximalpuls ermittelt sich durch die Faustformel: 220 minus Lebensalter.

Erholungspuls

Der Erholungspuls wird am Ende der körperlichen Belastung (fünf Minuten danach) ermittelt.

Diese Grafik soll Ihnen helfen, Ihren persönlichen Trainingsbereich zu finden. Sie ist das Ergebnis langjähriger medizinischer Forschungen.

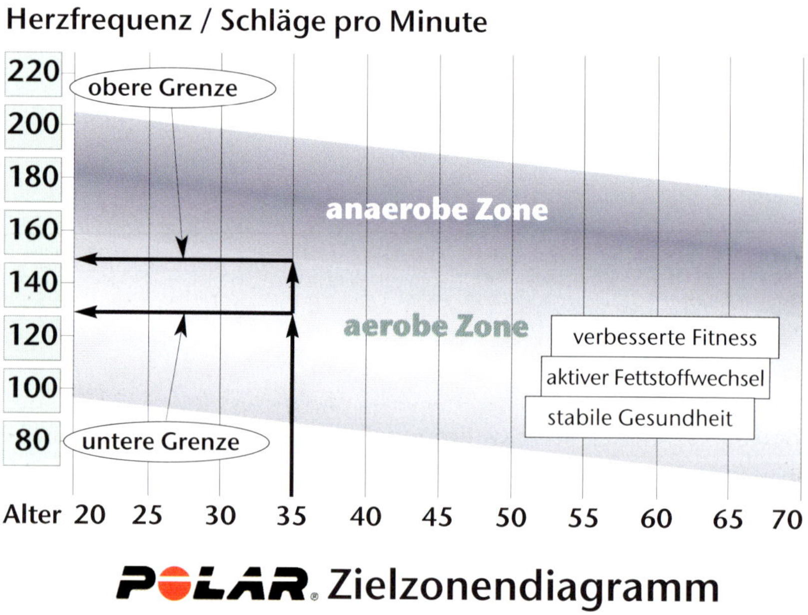

Abb. 2: Der ideale Pulsfrequenzbereich bei Belastung in Abhängigkeit vom Alter

So messen Sie im Aerobictraining richtig!

Wann wird gemessen?
Am Ende der Hauptbelastungsphase (Cardiophase).

Beim Aerobictraining empfiehlt es sich, den Puls vor dem Warm-up, während bzw. am Ende der Cardiophase und nach dem zweiten Cool down zu messen. So lässt sich der Belastungsverlauf und die Belastungshöhe während der einzelnen Phasen gut nachvollziehen.

Wo wird gemessen?
Der Puls kann an verschiedenen Stellen des Körpers gemessen werden. Es bietet sich vor allem die Handschlagader am Handgelenk (auf der Daumenseite, Radialpuls) oder die Halsschlagader (Carotispuls) an.

Wie wird gemessen?
Legen Sie am besten Zeige- und Mittelfinger flach auf die Hals- oder Handschlagader.

Wie lange wird gemessen?
Da es bei Belastungsabbruch zu einem schnellen Pulsabfall kommt, sollte die Messdauer nicht länger als zehn Sekunden betragen. Der ermittelte Wert wird dann mit 6 multipliziert und so errechnen wir den Trainingspuls. Während der Messung keinesfalls stehen bleiben, sondern durch lockeres Gehen am Ort weiterbewegen. Allerdings ist während dieser Zeit unbedingt die Musik auszuschalten, um Störquellen zu vermeiden.

Alternativ zur Messung des Pulses mit der Hand stehen elektronische Pulsmessgeräte zur Verfügung, die in der Regel einfach zu handhaben und vor allem viel präziser sind. Der Fachhandel bietet zahlreiche Produkte an. Wir empfehlen, aus der Erfahrung heraus, die Verwendung eines Herzfrequenzmessgeräts von Polar (Polar Elektro GmbH Deutschland). Die Pulsuhr liefert ständig aktuelle Informationen zu den Pulswerten, die auf dem Display einer ‚Armbanduhr' erscheinen. Der Sender ist in einem komfortablen Brustgurt integriert und übermittelt permanent und EKG-genau die Herzfrequenz an den Empfänger. Über entsprechende Programme können bei einigen Modellen die persönlichen Unter- und Obergrenzen eingestellt werden. Tonsignale machen dann auf eine entsprechende Abweichung aufmerksam.

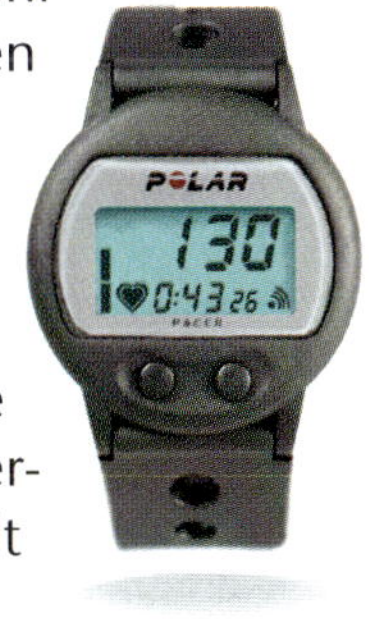

Abb. 3: Polaruhr

So kann jeder in dem von ihm gewünschten Belastungsbereich bleiben, die sinnvolle Eigensteuerung vornehmen und den Puls jederzeit kontrollieren.

Auf Grund der Pulskontrolle ist es möglich, persönliche Erkenntnisse und Aussagen zu treffen: Kehrt der Puls nach der Belastungsphase schneller auf den Ausgangswert zurück?

Ist der Ruhepuls geringer geworden? Steigt der Puls während der Belastung schnell an?

Nachpulsen

Um einen Anhaltspunkt über die vorhandene Grundlagenausdauer zu erhalten bzw. um eine Leistungssteigerung erkennen zu können, ist die Erholungsfähigkeit, d.h. die Messung des Nachpulses sinnvoll. Die Messung des Pulses erfolgt etwa fünf Minuten nach einer intensiven Belastung. Als Normwerte für Erholungszeiten nach Maximalbelastungen gelten nach wissenschaftlichen Untersuchungen von SCHWARZ (1993):

Pulsfrequenz 5 min nach Belastungsende	Trainingszustand
über 130/min	schlecht
130 bis 120/min	ausreichend
120 bis 115/min	befriedigend
115 bis 105/min	gut
105 bis 100/min	sehr gut
unter 100/min	sehr guter Leistungszustand

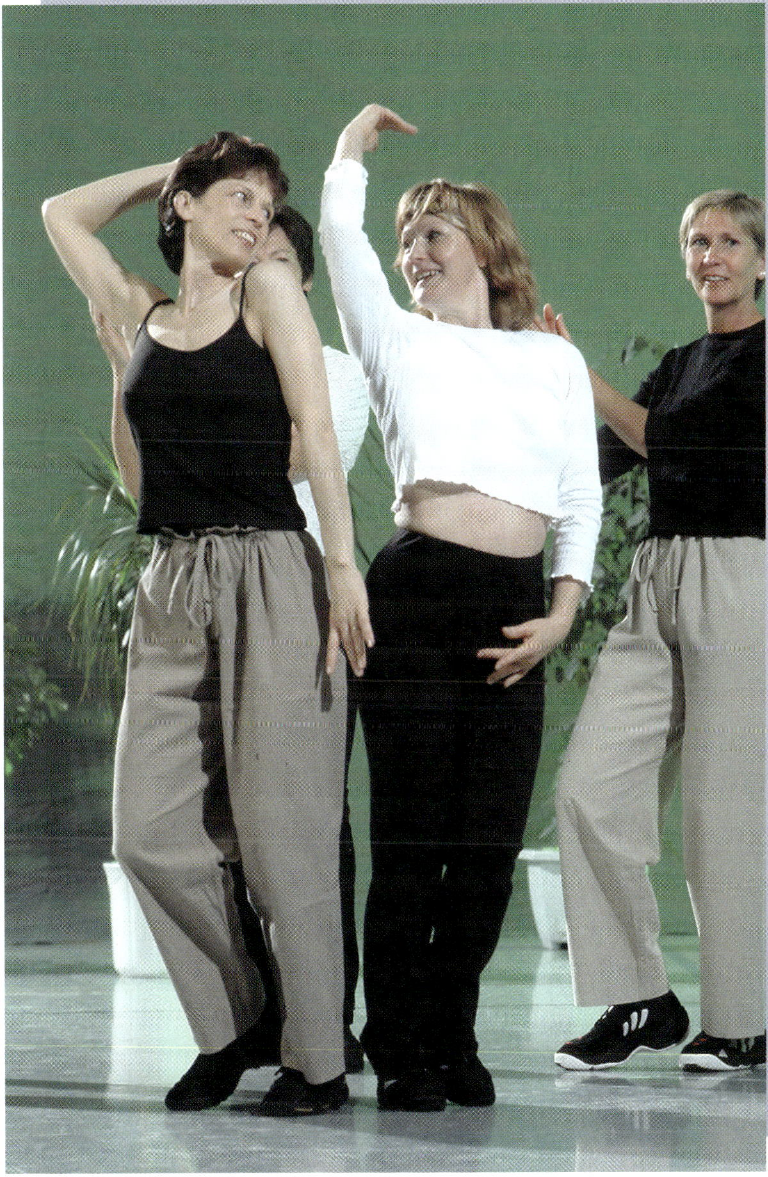

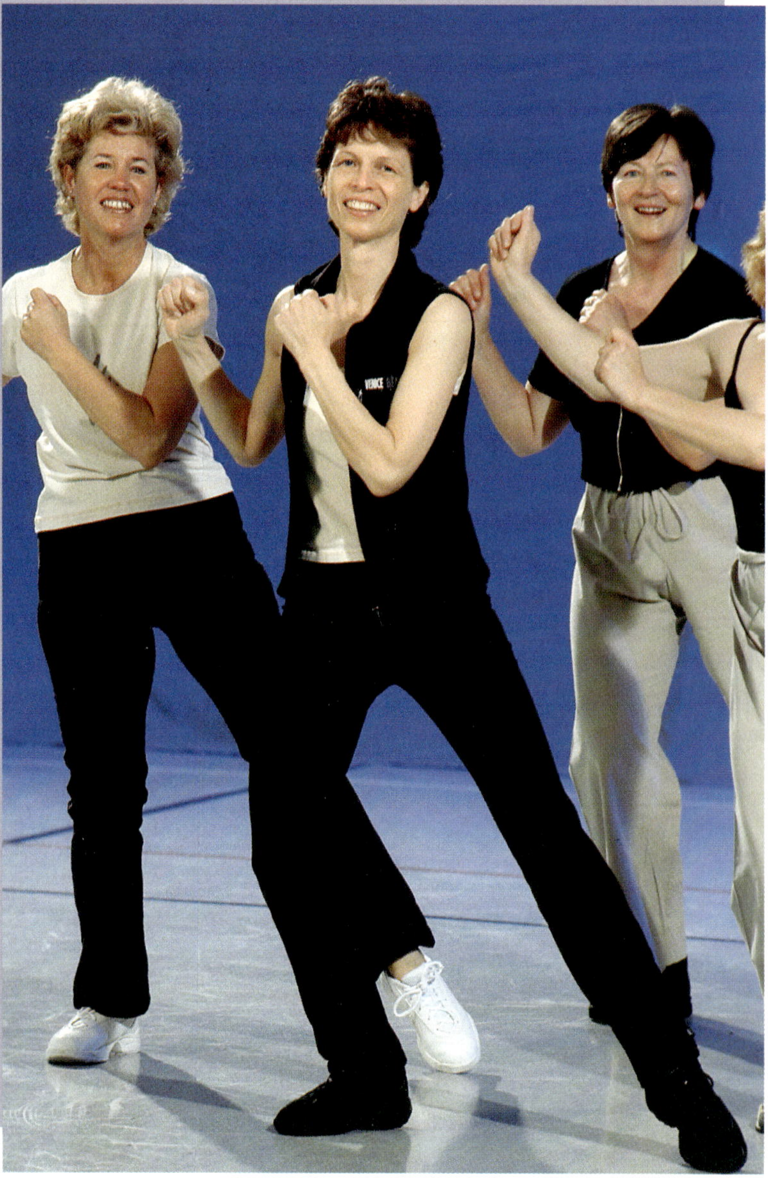

Aerobic – der Fitnessklassiker

2 Was Sie über Aerobic wissen sollten!

Spaß haben und dabei auch noch fit werden, sich nach einem anstrengenden Tag so richtig austoben, bei fetziger Musik Stresshormone abbauen und die gute Laune zurückgewinnen! Wer möchte dies in unserer heutigen Zeit nicht?

Aerobic kann dies leisten. In einem Team Gleichgesinnter und unter kompetenter Anleitung lassen sich die genannten Bedürfnisse realisieren.

Den meisten Menschen ist Aerobic als Ausdauertraining mit Musik bekannt. Wer jedoch einmal an einer Aerobicstunde teilgenommen hat, der weiß, dass Aerobic weit mehr ist.

Aerobic bildet zuallererst ein hervorragendes Fitnesstraining. Es spricht alle motorischen Eigenschaften an, es ist immer wieder eine neue Herausforderung, sich nach Musik zu bewegen. Mit viel Spaß und frisch geweckter Energie wird unser Herz-Kreislauf-System trainiert, die Beweglichkeit gefördert und vor allem die Koordination verbessert. Das Training des Gedächtnisses kommt nicht zu kurz und zusätzlich werden auch noch Rhythmusgefühl und Körperwahrnehmung geschult, was nicht nur beim Aerobictraining, sondern auch für den Bewegungsalltag von Nutzen ist. Durch die Kommunikation in der Aerobicstunde werden soziale Aspekte wirksam.

Um Aerobic zu betreiben, benötigen wir normale Sportbekleidung, die das Schwitzen erlaubt. Wichtig sind gute Aerobicschuhe, die eine gute Stoßdämpfung und Stabilisierung der Fußgelenke garantieren.

Bewegungstraining zu trendiger Musik wirkt offensichtlich sehr motivierend und spricht unterschiedlichste Generationen an. Das war auch mit ein Grund für den erfolgreichen Start der am Anfang der 80er Jahre entwickelten Trainingsform ‚Aerobic' in den USA.

Prominente Presenter wie Jane FONDA und Sydne ROME und eine moderne Propagierung über die Medien lösten einen ungeheueren Anfangserfolg und in allen Altersgruppen große Begeisterung aus. Doch vielfältige Verletzungen von Teilnehmern, unkontrollierte Belastungen, verursacht durch oft zu große Gruppen und z.T. unzureichend ausgebildete Trainer, führten zu berechtigter Kritik, vor allem aus gesundheitlicher Sicht, durch die Mediziner und Sportwissenschaftler. Mit dem Prozess der wissenschaftlich soliden Trainingsgestaltung nach neuesten Erkenntnissen und einer fundierten Trainerausbildung erlebte Aerobic einige Jahre später eine großartige Renaissance und etabliert sich heute – 20 Jahre später – als moderner Standardsport für Frauen und Männer, Kids und die selbstbewusste 50 Plus-Generation.

Aerobic ist der Fitnessklassiker, in dessen Mittelpunkt ein effektives musikalisches Ausdauertraining steht. Die Trainingsprogramme sind wissenschaftlich abgesichert und an den differierenden Bedürfnissen der unterschiedlichsten Interessentengruppen orientiert. Viele Aerobicenthusiasten betreiben seit Jahren diesen Fitnesssport.

Für sie und weitere Interessenten wurden und werden neue Variationen und Trends entwickelt, die wir für Sie informativ und zum Hineinschnuppern aufgearbeitet haben.

2.1 Aufbau eines Aerobicprogramms

Durch langjährige Erfahrungen und durch sportwissenschaftliche Erkenntnisse bestätigt, hat sich der nachfolgende Programmaufbau etabliert. Ein ausgewogenes Aerobicprogramm besteht im Allgemeinen aus folgenden fünf Phasen.

Warm-up (Aufwärmphase)	**10-25 Minuten**
Cardiophase (Herz-Kreislauf-Training)	**20-25 Minuten (erste Belastungsphase)**
Cool down I (Abkühl- u. Regenerationsphase)	**5 Minuten (Regenerationsphase)**
Workout (Muskelkräftigung)	**10 Minuten**
Cool down II (Stretching- und Entspannungsphase)	**5-15 Minuten**

Ausgehend von einem 60-minütigen Trainingsprogramm stellt sich der Stundenaufbau folgendermaßen dar:

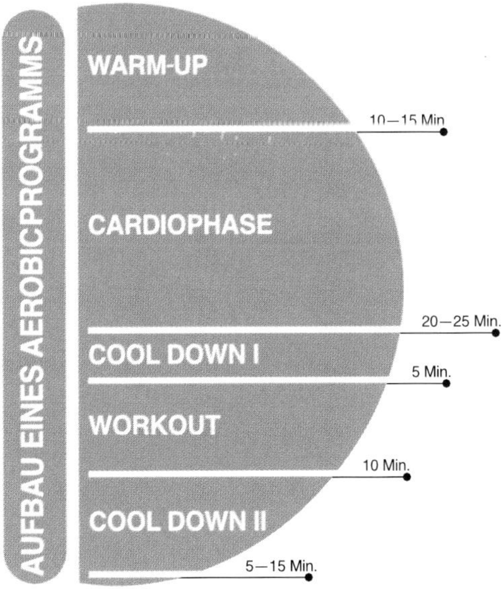

Abb. 4: Aufbau eines Aerobicprogramms

Warm-up (Aufwärmphase) 10-15 Minuten

Ziele

Das Warm-up ist ein absolutes Muss in jeder Trainingsstunde. Der Schwerpunkt in der Aufwärmphase liegt darauf, den Körper auf die nachfolgende Belastung vorzubereiten und durch die Erhöhung der Muskelflexibilität Verletzungen vorzubeugen (Verletzungsprophylaxe). Die Teilnehmer sollen hier in lockerer Art physisch und psychisch auf den Hauptteil der Stunde vorbereitet werden. Das Warm-up sollte in den ersten Minuten ruhig und locker angegangen werden. Durch langsam steigende Belastungen kommt es zur Erhöhung der Körperkerntemperatur und damit zu optimalen Bedingungen für Stoffwechselvorgänge. Mit der verbesserten Durchblutung der Muskulatur wird die Versorgung mit Sauerstoff sowie der Abtransport von anfallenden Schlackenstoffen begünstigt. Die Pulsfrequenz steigt langsam an und das Schlagvolumen des Herzens erhöht sich. Zusätzlich passt sich auch unsere Atmung der geforderten Mehrleistung an, sie wird schneller und meist auch intensiver. Die Aufwärmung wirkt sich ebenso positiv auf die Gelenke aus. Durch die Vermehrung von Gelenkflüssigkeit kommt es zur Verdickung der gelenküberziehenden Knorpelschicht und somit zu einer stärkeren Pufferzone für einwirkende Druckbelastungen.

Als wichtigstes Ziel sollten wir jedoch den positiven Einstieg der Teilnehmer in die Übungsstunde sehen. Die Psyche freimachen, abschalten vom Alltag, Vorfreude auf die Stunde schaffen und die Leistungsbereitschaft wecken, ist eine Aufgabe, die der Übungsleiter in diesem Stundenabschnitt als sein persönliches Ziel ansehen sollte.

Inhalte

In der Aufwärmphase ist es wichtig, dass ein hoher Anteil der Gesamtmuskelmasse unseres Körpers bewegt wird. Gelenkisolationsübungen gehören genauso zum Pflichtinhalt, wie Bewegungsinhalte, die sich an den in der Cardiophase vorgesehenen Bewegungsmustern orientieren. Anfänglich ist der Bewegungsradius und die Bewegungsintensität klein bzw. gering. Im Verlauf des

Aufwärmens wird dann die Intensität größer und intensiver. Im letzten Teil der Aufwärmphase sind Dehnungsübungen zur Vordehnung vor allem der Beinmuskulatur sinnvoll, da diese in der folgenden Cardiophase stark beansprucht wird. So reichen 4-8 sanfte Dehnimpulse z.B. für die Wadenmuskulatur aus, um diese anpassungsfähiger zu machen. Zu lange Dehnphasen sind nicht so sinnvoll, weil es dadurch zu einem Abfall der Pulsfrequenz kommen kann und der Aufwärmeffekt verloren geht.

Musikempfehlung
Die Musik zum Warm-up sollte unbedingt gerade am Anfang einen auffordernden Charakter haben und eine gewisse Gelöstheit vermitteln. Das Tempo liegt bei 120-128 bpm.

Cardiophase (Ausdauerteil) 20-25 Minuten

Ziele
In diesem Stundenabschnitt geht es in erster Linie um eine Verbesserung der Herz-Kreislauf-Leistungsfähigkeit. Zusätzlich können und sollten Sie versuchen, über das Erlernen verschiedener Schrittmuster und Bewegungskombinationen die koordinativen Fähigkeiten der Teilnehmer zu steigern und deren motorisches Gedächtnis zu verbessern. Trainieren können wir in diesem Abschnitt nach der *Dauer-* oder *Intervallmethode*, deren Aufbau an anderer Stelle genauer beschrieben wird. Den gewünschten Ausdauereffekt erzielen wir vor allem durch den kontinuierlichen, dynamischen Einsatz großer Muskelgruppen. Durch die Pulskontrolle lässt sich vermeiden, dass bei zu großer Begeisterung zu hohe Pulswerte entstehen. Aufgabe des Übungsleiters ist es, optimale Reize zu schaffen und damit für gute Anpassungserscheinungen bei den Übenden zu sorgen. Eins dürfen Sie dabei jedoch nie vergessen: Der Spaß darf dabei nicht auf der Strecke bleiben.

Tipp
Teilnehmer fordern – aber nicht überfordern.

Inhalte

Erarbeiten Sie hier mit Ihren Teilnehmern verschiedene Grundschritte aus dem Aerobic-Basicangebot. Je nach Erfahrung ist dies zunächst ohne, dann mit verschiedenen Armbewegungen möglich. Das Schrittrepertoire wird dann Schritt für Schritt zu einer Bewegungsfolge zusammengesetzt. Hier ist die Kenntnis der Choreografiemethoden und Motivation durch den Übungsleiter gefragt, die in einem späteren Kapitel vorgestellt werden. Bei der Planung der Bewegungen und Kombinationen sollte er in erster Linie an eine sichere Ausführung durch die Teilnehmer denken. Ebenso sollten diese ohne ständige Bewegungsunterbrechungen erlernt werden können. Nicht jede Trainingssituation ist gleich, für die Verarbeitung und das Merken der Schrittfolge ist eine entsprechende geistige Aufnahmefähigkeit erforderlich. Sind die Übenden an einem Tag besonders müde und abgeschlagen, wird eben auf das Vermitteln neuer Schritte verzichtet und auf Bewährtes zurückgegriffen. In dieser Phase darf ein wichtiger Hinweis nicht vergessen werden. Cardiotraining bringt durch die Steigerung des Stoffwechsels den Körper zum Schwitzen. Die erhöhte Wärmebildung hat einen Wärmestau zur Folge und der Körper reguliert dies durch Absonderung von Wasser. Dieser Wasserverlust ist so schnell als möglich auszugleichen, weil sonst Konzentrationsverluste und Gleichgewichtsstörungen einsetzen können. Die Trinkflasche gehört also mit ins Sportgepäck.

Tipp

Auf ausreichende Flüssigkeitszufuhr während des Cardiotrainings achten.

Musikempfehlung

Die Musik unterstützt hier im Besonderen die Bewegungsmotivation, d.h. Klangbild und Tempo ermöglichen ein aktives Bewegen nach Musik. Gegenüber dem Warm-up ist diese Musik dynamischer und schneller im Tempo. Musiktempo 126-140 bpm (in Ausnahmen auch höher möglich). **Wichtig – musikalischer Stil und Rhythmus stehen in einem engen Zusammenhang mit dem Bewegungsstil.**

Cool down I
(Abkühl- u. Regenerationsphase) 5 Minuten

Ziele

In der ersten Regenerationsphase führen Sie die Teilnehmer kontinuierlich in der Belastung zurück, bis zu einem Puls von ca. 120 Schlägen/Minute. Dadurch erreichen Sie eine sichere Kreislaufstabilisierung und psychische Entspannung.

Inhalte

Die Bewegungsmuster im Cool down I sind einfach und dem Teilnehmer bekannt. In der Armarbeit wird auf große Amplituden und Kompliziertheit verzichtet. Eine gute Möglichkeit bietet sich durch die Wiederholung der Schrittkombination aus dem Cardioteil, nun jedoch ohne Armbewegung oder im reduzierten Tempo. Inhaltlich sind keine hohen koordinativen Anforderungen an die Teilnehmer zu stellen. Keinesfalls sollte der Teilnehmer sich in eine Ruhesituation (Hinsetzen oder Legen) begeben, damit die Pulswerte nicht zu rapide abfallen, was für das Herz-Kreislauf-System nicht vorteilhaft wäre. Zurücknahme der Pulsfrequenz mit Slow Motion-Bewegung ist angesagt.

Musikempfehlung

Fließende, aber ruhigere Musik.
Musiktempo 115-124 bpm.

Workout (Kräftigungsteil) 10 Minuten

Ziele

Die Verbesserung der Muskelkraftausdauer durch ein gezieltes und systematisches Muskeltraining bildet den Schwerpunkt dieser Phase. Gezielt heißt, die zur Abschwächung neigenden Muskeln zu trainieren und das in einer entsprechenden Anzahl, die für die Muskelkraftausdauer erforderlich ist, d.h. Kräftigung der Muskulatur, vor allem über die eigene Muskelkraft. Zusätzliche Gewichte werden nur in Form von kleinen Zusatzgeräten verwendet (Physioband, Heavy Hands). Die Wiederholungszahlen bewegen sich zwischen 16 und 32 Wiederholungen pro Übung. Systematisch heißt, im Verlauf des Trainings über einen mehrwöchigen Zeitraum alle Hauptmuskeln anzusprechen, da dies innerhalb einer Trainingsstunde aufgrund der kurzen Zeit nicht möglich ist. Eine wichtige Trainingsabsicht liegt weiterhin in der Verbesserung der Körperwahrnehmung, des Körperbewusstseins und der Körperhaltung.

Inhalte

Kräftigungsübungen werden in erster Linie für Muskelgruppen durchgeführt, die zur Abschwächung neigen. Die Kräftigungsübungen lassen sich sowohl statisch als auch dynamisch ausführen. Für die Zielgruppe 50 plus sollte die dynamische Muskelkräftigung Priorität haben, weil derartige Bewegungen dem Alltagsgeschehen näher kommen und daher sinnvoller sind. Es ist immer darauf zu achten, dass alle Bewegungen kontrolliert und funktionell richtig ausgeführt werden.

Ein wichtiger Anspruch von uns besteht darin, dass in das Workoutprogramm Übungen zur Beckenbodenstärkung mit einbezogen bzw. die Technik der Aktivierung des Beckenbodens in die Ausführung aller funktionellen Übungen mit integriert wird.

Musikempfehlung

Betonte, gleichmäßige Musik.
Musiktempo 110-120 bpm.

Tipp

Die Einbeziehung des Beckenbodentrainings in das Workout des Aerobicprogramms ist sinnvoll und effektiv zugleich.

Cool down II (Stretching- und Entspannungsphase) 5-15 Minuten

Ziele

Genauso wichtig wie das Warm-up ist das Cool down am Ende der Stunde. Diese Trainingsphase leistet wichtige physiologische Inhalte und gewinnt bei den Teilnehmern zunehmend an Bedeutung. Mit dem Cool down wird das Bewegungsprogramm sanft beendet, der Körper kommt allmählich zur Ruhe.

Beanspruchte Muskeln werden durch Stretching gedehnt. Die allgemeine physische und psychische Entspannung, die bei diesen Übungen entsteht, empfinden die Teilnehmer meist als sehr positiv.

Inhalte

Stretchingübungen stellen den Hauptinhalt. Die Auswahl richtet sich nach den zuvor beanspruchten Muskeln. So genannte ‚Pflichtdehnbereiche', wie die hintere Beinmuskulatur, die vordere Oberschenkelmuskulatur, die innere Beinmuskulatur, die Brustmuskulatur (Streckung der Brustwirbelsäule) sind dabei zu berücksichtigen. Erfahrungen besagen, dass die statischen Dehnformen für die 50 plus-Generation leichter und sicherer auszuführen sind. Während der Stretchingübungen langsam in die gewünschte Dehnposition hineingehen, die Endposition erreichen und nun etwa 15-30 Sekunden halten.

Während des Dehnens ist immer wieder auf eine gleichmäßige Atmung zu achten. Wichtig ist es, die Übungen in bequemer und entspannter Position und mit viel Ruhe und Konzentration auszuführen. Sprachliche Impulse des Übungsleiters sind bei dem sich anschließenden Entspannungsteil wichtig, der jedoch nicht allzu lange dauern kann, weil sonst ein unangenehmer Auskühleffekt entsteht.

Musikempfehlung

Ruhige, entspannende Musik ohne Beatbetonung.

2.2 Die Musik zur Aerobic

Musik bildet das Lebenselexier der Aerobicstunde. Sie gibt den Bewegungsrhythmus an, motiviert zum Durchhalten, vermittelt immer wieder Bewegungsimpulse und sorgt dafür, dass alle Teilnehmer sich zeitgleich bewegen. Musik ist die Basis aller Schritte.

Die Grundstruktur der Musik liefert folglich die Grundlage für die Bewegungsstrukturen. D.h. die Übungsauswahl und Ausführung wird in einem starken Maße von der Musik geprägt bzw. ist von ihr abhängig. Den Umgang mit der Musik zu pflegen und diese optimal zu nutzen, stellt eine interessante Herausforderung für jeden Übungsleiter und letztlich auch jeden Teilnehmer dar.

Für die Musik der Zielgruppe 50 plus nehmen wir in Anspruch, dass der musikalische Sound, der musikalische Rhythmus, die Aufgliederung der Musik, z.B. in Strophen und Refrains, tragende Elemente sind, die mit in die Bewegungsausführung einbezogen werden. Das trifft besonders auch auf die Trends Salsa-Aerobic und Line Dance Workout zu, die besonders enge Parallelen zum Tanz haben.

Was wäre also Aerobic ohne Musik?

Aus Transparenzgründen ist es angebracht, an dieser Stelle eine Einführung in aerobicspezifische Musikstrukturen einzufügen.

Grundlagen der Musik

Beat

Als Beat oder Taktschlag bzw. Grundschlag bezeichnen wir die kleinste Einheit in einem Musikstück. Es ist der Teil, den wir meist unwillkürlich mitklopfen, wenn ein motivierendes Lied läuft. Der Begriff ‚*Beat per Minute*' (bpm) gibt Auskunft darüber, wie viele Beats das Musikstück innerhalb einer Minute hat und welches Tempo die gewählte Musik hat. Je mehr Beats, umso schneller ist die Musik. Diese Taktschläge bzw. Zählzeiten entsprechen dem gleichmäßigen Ticken eines Metronoms. Auf jeden Schlag könnte eine Bewegung ausgeführt werden. Die üblichen Bewegungsmuster in der Aerobicstunde erfolgen auf diesen Beat, d.h. jede Bewegung hat eine bestimmte Beatanzahl.

Musikalisch ist meist ein Taktschlag stärker ‚Downbeat' und der darauf folgende Taktschlag schwächer betont (‚Upbeat'). Der oft als ‚und' gezählte Beat ist der ‚Offbeat'.

Schritte und Choreografien vermitteln ein besseres Bewegungsempfinden, wenn sie auf dem ‚Downbeat' begonnen werden, da dies als motivierender empfunden wird.

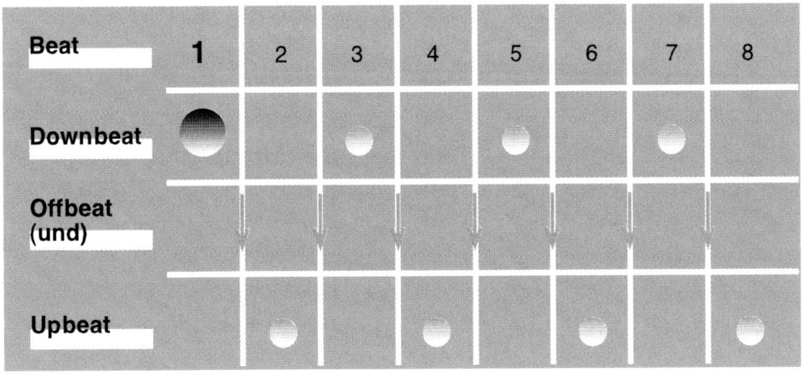

Abb. 5: Grundlagen der Musik

Der Erste von acht Taktschlägen ist immer ganz besonders betont und lässt sich mit ein wenig Übung gut heraushören. Aus den Hörgewohnheiten heraus ist es wichtig, die ‚1' auch für den Bewegungsbeginn zu nutzen.

Takt

Der Takt stellt die Zusammenfassung von Notenwerten bzw. Taktschlägen in einer Einheit des Musikstücks dar. Der Takt ist ein gleichmäßiges, wiederkehrendes Bezugsschema eines Musikstücks. Der Takt kann z.B. als 4/4-Takt, 3/4-Takt, 2/8-Takt erscheinen, was mit der rhythmischen Gestaltung des Musikstücks zusammenhängt. Aerobic bevorzugt primär Musikstücke im 4/4-Takt, weil dies für den Bewegungsablauf am effektivsten ist. Das betrifft auch die Musik für Step-Aerobic, Aerobic mit dem Physio-Power-Tube, Tai-Chi-Aerobic, Line Dancing und Salsa-Aerobic.

Phrase

Die musikalische Phrase ist ein weiterer musikalischer Baustein, der für die Popmusik typisch ist. Die Phrase setzt sich aus zwei Takten zusammen, die wiederum eine bestimmte Anzahl von Beats in sich vereinen. Da im Aerobictraining im Allgemeinen aktuelle Popmusik im 4/4-Takt benutzt wird, heißt das, dass eine Phrase acht Beats in sich vereint.

Tipp

Ein Übungsleiter sollte in der Lage sein, Schritte bzw. Schrittkombinationen sicher auf ‚1' starten zu können. Der Beginn auf Takt ‚3' oder ‚5' ist ein Arbeiten gegen die Musik und wird als störend empfunden.

Musikbogen

Aus vier Phrasen bildet sich die nächstgrößere Einheit, der Musikbogen. Dieser besteht aus 4 x 8 Zählzeiten bzw. aus 32 Beats. Musikalisch bildet dieser Musikbogen eine gewisse Einheit, die auch für die Struktur der Bewegungsmuster genutzt wird.

Zusammengefasst stellen sich die musikalischen Bausteine so dar:

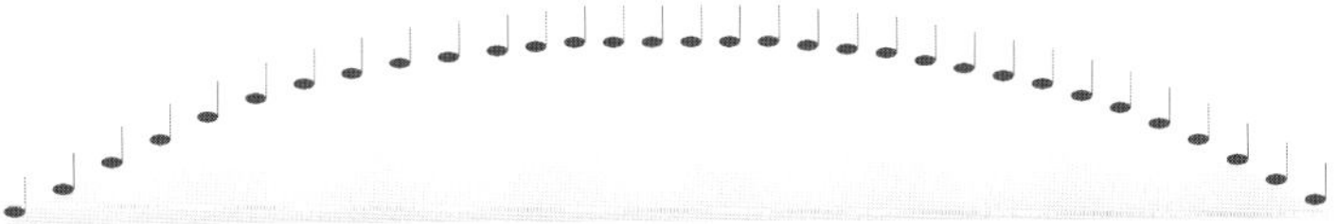

1 Bogen	MUSIKBOGEN							
4 Phrasen	Phrase		Phrase		Phrase		Phrase	
8 Takte	Takt	Takt	Takt	Takt	Takt	Takt	Takt	Takt
32 Beats	1 2 3 4 5 6 7 8		1 2 3 4 5 6 7 8		1 2 3 4 5 6 7 8		1 2 3 4 5 6 7 8	

Abb. 6: Musikalische Bausteine

Brüche

Ausgewählte Schlagertitel, die bei der Zielgruppe 50 plus sehr beliebt sind, haben oftmals nicht eine durchgängige Musikbogenstruktur, es gibt so genannte ‚Brüche'. Gerade diese Titel sind aber interessant für die Erstellung einer Choreografie. Die erforderliche Mehrarbeit in der Vorbereitung (für jedes Lied ist eine genaue Musikanalyse sinnvoll) wird mit Abwechslung und Motivation im Programm belohnt.

Musik und Bewegungskombinationen

Um eine Aerobicschrittkombination dem oben beschriebenen Musikbogen anpassen zu können, ist es wichtig zu wissen, dass verschiedene Grundschritte unterschiedliche Beats haben. Diese Angabe finden Sie auch bei der Beschreibung der Schritte wieder. Ein ‚Grapevine' benötigt z.B. vier Beats, ein ‚Step Touch' dagegen nur zwei Beats. In einem Takt können so z.B. zwei Grapevines oder aber vier ‚Step Touch' ausgeführt werden. Als kleine Hilfe hier ein Beispiel für die Gestaltung eines Musikbogens.

8 Beats	4 Step Touchs (rechts/links/rechts/links)
8 Beats	2 V-Steps (2 x rechts beginnend)
8 Beats	2 Grapevines (1 x nach rechts/1 x nach links)
8 Beats	4 Knee-lifts (rechts/links/rechts/links)
32 Beats	

Wichtig ist, dass die einzelnen Bewegungsmuster harmonisch ineinander übergehen. Jede Bewegung endet am günstigsten in einer neutralen Position (geschlossene Beine, Arme zum Körper), damit fließend in die neue Bewegung gewechselt werden kann.

Musikauswahl

Mit jedem Musikstil – ob Pop, Disco, Techno, Funk, Latin oder Swing – wird ein unterschiedlicher Personenkreis angesprochen. Der grundsätzliche Geschmack der Zielgruppe 50 plus ist sehr vielfältig. Es fällt auf, dass Musikstücke, die nicht ausschließlich beatorientiert sind, besser angenommen werden. Diesen Vorlieben trägt der Übungsleiter bei der Auswahl der Musik Rechnung. Die verwendete Musik sollte die Gruppe ebenso ansprechen wie den Übungsleiter selbst. Mit der entsprechenden Musik lässt sich der Charakter einer Stunde gut unterstreichen. Auf die Spezifik in den einzelnen Phasen des Programms wurde bereits hingewiesen.

Für einen positiven Stundeneinstieg sollte die Musik im Warm-up motivieren, jedoch noch nicht zu dominant sein. Im Cardioteil ist die Musik ein wichtiger Motivator. Im Cool down I wird die Musik wieder etwas langsamer und ruhiger, der Beat ist nicht mehr so dominant. Zum Workout wird Musik eingesetzt, die ein kontrolliertes, funktionelles Arbeiten ermöglicht und demzufolge in der Geschwindigkeit deutlich reduziert ist. Für das Stretching empfiehlt sich leise Hintergrundmusik, die Körper und Geist entspannt.

Die Musiktempi in den Phasen auf einen Blick:

Aufwärmphase (Warm-up)	122-128 bpm
Ausdauerteil Cardiophase	126-140 bpm
Abkühl- u. Regenerationsphase (Cool down I)	122-128 bpm
Kräftigungsteil (Workout)	112-122 bpm
Stretching- u. Entspannungsphase (Cool down II)	ruhige, entspannende Musik

Tipp

In puncto technische Qualität geht der Trend immer mehr weg von der MC zur klangreinen und langlebigeren CD, die für Wiederholungen oder das Überspringen einzelner Titel besser geeignet ist.

2.3 Wissenswertes zur Kommunikation und Zeichengebung (Cueing)

Im Laufe der bisherigen Entwicklung im Aerobictraining hat sich eine Fachsprache entwickelt, mit der sich der Übungsleiter gegenüber den Teilnehmern schnell verständlich machen kann. Diese Fachsprache – das so genannte ‚Cueing' – beinhaltet alle visuellen und verbalen Informationen und Hilfestellungen, die in einem modernen Übungsprozess nicht mehr wegzudenken sind. Sie sind ein inhaltlicher Standard geworden, den jeder Übungsleiter beherrschen sollte, weil dadurch der Trainingsprozess spürbar erleichtert wird. Viele Menschen verarbeiten visuelle Informationen besser und schneller als verbale Aussage – ‚ein Bild sagt oft mehr als Worte'.

Cueing stellt das entscheidende Schlüsselelement für eine erfolgreiche Kommunikation zwischen Übungsleiter und Teilnehmern dar. Der Faktor Kommunikation spielt gerade im Gruppentraining eine äußerst wichtige Rolle und ist gleichzeitig ein wertvoller sozialer Aspekt.

Kommunikationssituationen entwickeln sich nicht nur zwischen Übungsleiter und Teilnehmern, sondern auch unter den Teilnehmern selbst. Sie sind typisch für das Beziehungsgefüge zwischen den Menschen und zum anderen unerlässlich für den ‚Organisationsprozess' von Aerobicstunden.

Gerade die Chance zur Kommunikation ist für viele Menschen Motivation, die dargestellten Aerobictrends als Sportart zu betreiben. Erkenntnisse aus der Kommunikationsforschung und die Praxis selbst bestätigen das.

Kommunikationsformen sind u.a. mögliche Verhaltensweisen des Menschen, dazu zählen die menschliche Sprache und die Körpersprache. Diese Kommunikationselemente sind wichtig für das Gruppenerlebnis und das Stimmungsbild.

Besonders nachhaltig wirkt auf den Teilnehmer, unabhängig vom Inhalt des Gesagten, die Stimme des Trainers und seine Körpersprache in Form von Gestik und Mimik.

Körpersprache

Im Gesamtkontext der Kommunikation existieren immer, ob bewusst oder unbewusst, die nonverbalen Botschaften. Sie werden deshalb auch hier an erster Stelle genannt. Nonverbale Botschaften lassen sich in der Körpersprache, d.h. in der Körperhaltung, der Gestik und der Mimik festmachen. Forschungsergebnisse bestätigen, dass die nonverbale Kommunikation besonders wichtig ist. So machen Worte nur 7% der Kommunikation aus. Die Klangfarbe und die Tonlage machen ca. 38% der Kommunikation aus. Die Körpersprache ist mit 55% der entscheidende Faktor. Diese Dinge wirken ständig, ob wir wollen oder nicht, auf unsere Teilnehmer. So wird das ‚Stirnrunzeln oder Kopfschütteln' des Übungsleiters schon als negative Kritik aufgefasst, das ‚ehrlich gemeinte' Lächeln, das aufmunternde Zunicken wird als eine ermunternde Geste für den Einzelnen und die Gruppe verstanden. Viel sagend ist die Körperhaltung des Übungsleiters, eine offene, aufrechte Haltung spricht für eine positive Einstellung. Der Blickkontakt zu den Teilnehmern setzt wichtige Signale, insofern fördert ein Trainerverhalten mit dem Rücken zur Gruppe nicht die Kommunikation. Der Trainer sollte die meiste Zeit mit dem Gesicht zur Gruppe arbeiten, was auch das spiegelbildliche Lehrverhalten des Übungsleiters begründet.

Ausnahmen sind in bestimmten Lernsituationen möglich.

Tipp

Nonverbales Cueing hat einen hohen Stellenwert. Es sollte so viel wie nötig genutzt werden, es unterstreicht die Persönlichkeit des Trainers und fördert die Motivation der Teilnehmer.

Was ist Cueing?

Der Begriff ‚Cueing' kommt aus dem Englischen und lässt sich mit ‚Einsatz' bzw. ‚Einsatzzeichen geben' übersetzen. Beim Aerobictraining werden, wie bereits erwähnt, unter dem Synonym ‚Cueing' alle sprachlichen (verbalen) und nichtsprachlichen (nonverbalen) Kommunikationsmöglichkeiten, die dem Übungsleiter zur Verfügung stehen, zusammengefasst. D.h. es werden Impulse durch die Sprache, aber auch durch Handsignale gegeben, die besonders Anfängern den Bewegungsstart, die Orientierung erleichtern. Cueings sind wichtige Hilfsmittel, um eindeutige Anweisungen zu geben, damit der Übungsfluss nicht ständig unterbrochen werden muss. Cueingzeichen und verbale Cueings sind inzwischen international üblich. Trotz individueller Entwicklungen gibt es gemeinsame Zeichen, die überall in gleicher Art und Weise verstanden werden. Jeder Übungsleiter und jeder Trainer sollte sie kennen, um die Stunde gut zu steuern und um von allen Teilnehmern verstanden zu werden.

1. Verbale Bewegungsangabe (verbales Cueing)

Die Sprache ist das dominante Element. Über sie geben wir die Hauptinformationen an die Teilnehmer, die auch als die ‚fünf Ws' in der Praxis bezeichnet werden. Sie besagen, was, wann, wohin, wie oft und wie ausgeführt werden soll.

Was (Inhalt)
Damit ist der Name oder die Bezeichnung des auszuführenden Schrittes gemeint. Mit dem Hinweis ‚Step Touch' weiß der Teilnehmer, wenn er den Schritt benannt bekommen hat, was zu tun ist. Die vorherrschenden englischen Begriffe erlauben die erforderliche kurze Verständigung. Die Übungsbezeichnung in Deutsch dauert oft zu lang, was an dem folgenden Beispiel verdeutlicht werden soll. Die Schrittform ‚Step Touch' würde in der deutschen Beschreibung so lauten: „Seitstellen des rechten Beines und Heranführen des linken Fußes an den rechten Fuß."

In dieser Zeit ist aber schon längst die Bewegung vorbei. Es sind also kurze, prägnante Begriffe sinnvoll, um diese Form des verbalen Cueings zu nutzen.

Wann/wie oft (Zeitfolge)

Oftmals wird die Bewegung durch den Übungsleiter mitgezählt, eine Praxis, die auch im Tanz zu finden ist. Typisch für Aerobic ist, die Bewegungen nummerisch rückwärts ein- bzw. auszuzählen: „noch 4"... „noch 3"... „noch 2"... „noch 1"... Dadurch wird es sehr gut möglich, eine Bewegung gemeinsam zu starten oder einen Bewegungskomplex zu beenden. Dieser ‚Countdown' eignet sich inbesondere dafür, neue Bewegungen bzw. Übergänge anzukündigen. Für diese Zählweise gibt es auch entsprechende Hand (Finger) Cues, die weiter unten beschrieben werden.

Wohin (Richtung)

Durch Worte wie „am Platz", „nach vorn", „zur Seite" u.a. kann die Bewegungsrichtung deutlich signalisiert werden.

Wie (Ausführung/Lob)

Ausführungshinweise sind ein wesentlicher Aspekt, um falsche bzw. unkorrekte Techniken zu korrigieren. Diese sollten kurz und prägnant sein. Die Inhalte des Gesagten beziehen sich vorrangig auf Gelenkpositionen, Körperhaltung, Körperspannung, wie z.B. „besonders auf die Kniestellung achten", Hinweise zur Atmung wie „gleichmäßig atmen".

Aber auch Lob und anspornende Worte dürfen in keiner Stunde fehlen. Lobende Worte an die Teilnehmer, „gut gemacht", „Ihr schafft das" sind motivationale Cues. Sie gehören zum Standard, genauso wie die interaktionellen Cues, die eine Kontaktabsicht des Übungsleiters mit den Teilnehmern signalisieren: „Geht es euch gut?" Eine klare verbale Artikulation des Übungsleiters gehört mit zu einem guten Trainingsprogramm. Sie ist eines der wesentlichsten Kommunikationselemente, gerade für die Zielgruppe 50 plus.

Tipp

Das verbale Cueing kann folgende Anweisungen/Informationen umfassen:

- Schrittbezeichnung
- Angabe des führenden Beines
- Raumwege/Bewegungsrichtung
- Ein- und Auszählen der Bewegung
- Rhythmische Unterstützung
- Motivationsimpulse (Lob)
- Korrekturanweisungen/Ausführungsimpulse

Bei der Anwendung der verbalen Cues kann zu laute Musik dazu führen, dass die Anweisungen nicht von jedem Teilnehmer gehört werden. Die nicht korrekt verstandenen Informationen führen dann zu Verwirrung. Hinzukommt, dass die stimmliche Belastung des Übungsleiters bei einem ständigen intensiven Einsatz der Sprache sehr hoch ist und Stimmbanderkrankungen im Langzeitverlauf die Folge sein können.

Sicherlich hilft die Technik in Form von Kopfmikrofonen, diese Probleme zu lösen. Aber auch eine entsprechende Stimmtechnik, Stimmartikulation und Betonung helfen, um den Einsatz der Stimme zu steuern.

Zur Schonung der Stimme ist Folgendes zu empfehlen:

- **Kleine Schlucke Wasser vor, während und nach dem Unterricht helfen, dass die Stimmbänder feucht bleiben.**
- **Summen ist eine natürliche Art, um die Stimmbänder aufzuwärmen, so reichen 5 min auf dem Weg zum Training als Vorbereitung.**
- **Die Stimme sollte vom Zwerchfell und nicht vom Hals aus kontrolliert werden, Schreien bzw. überlaute Informationen bringen nichts.**

Tipp

- **Einsatz der Sprache – nicht so viel wie möglich, sondern so viel wie nötig!**
- **Beschränken auf wesentliche Worte, die präzise, klar und überzeugend sein sollen.**

2. Visuelle Bewegungsangabe (visuelles Cueing)

Visuelle Cues sind Handzeichen, die das verbale Cueing unterstützen oder auch ersetzen können. Da sie den Trainingsprozess ungemein unterstützen, werden sie auch international angewandt. Das Hauptinstrument dabei bilden die Hände und die Finger. Mit den Handzeichen können Start- und Stoppsignale gegeben werden, sie zeigen die Art der Bewegung, deren Richtung oder auch Raumformationen an.

Die Handzeichen dienen dazu, dem Teilnehmer kurz und verständlich zu vermitteln, was, wann, wie, wie oft und wohin ausgeführt werden soll.

Generell sind die Cueings in allen Fachbereichen der Aerobictrends anwendbar. So gibt es keine wesentlichen Unterschiede zwischen Handcueings beim Aerobic, Step-Aerobic, Salsa-Aerobic, Tai-Chi-Aerobic. Cueings sind vor allem in den herzkreislauforientierten Phasen nützlich und sinnvoll.

Bei QiGong-Übungen sind Cueings nicht angebracht und fehl am Platz.

Cueingzeichen können persönlich abgeändert werden. Sinnvoller ist jedoch, bereits standardisierte Handcueings zu benutzen, sie sind weit verbreitet, unter den Fachleuten bekannt und werden in den Fortbildungen von allen Presentern benutzt.

Tipp

- Wenn Cues in den Übungsprozess eingeführt werden, sollte anfänglich immer visuelles und verbales Cueing gemeinsam benutzt werden.
- Cueingzeichen sind für den Teilnehmer gewöhnungsbedürftig, deshalb sollten die Zeichen allmählich eingeführt werden, um den Teilnehmer nicht zu überfordern.
- Die Handzeichen sollten in klarer und sicherer Form genutzt werden.
- Konsequenz und Ausdauer im Nutzen der Handzeichen werden sich lohnen.

Überblick über die wichtigsten Cueings

Zuschauen (Watch me)

Zeige- und Mittelfinger einer Hand sind leicht geöffnet und werden in Augenhöhe im Kopfbereich fixiert.

Das heißt:

Nur zuschauen, noch nicht mitmachen – aber den letzten Schritt weitermachen (z.B. Gehen am Ort). Mit diesem Cue wird angekündigt, dass eine neue Übung gezeigt werden wird oder eine Variation des bisherigen Schrittes erfolgen soll.

Marschieren (Marching)

Beide Hände werden über dem Kopf gehalten. Die flachen, nach innen gedrehten Hände führen dabei eine gegensätzliche Hin- und Herbewegung aus.

Das heißt:

Gehen auf der Stelle.

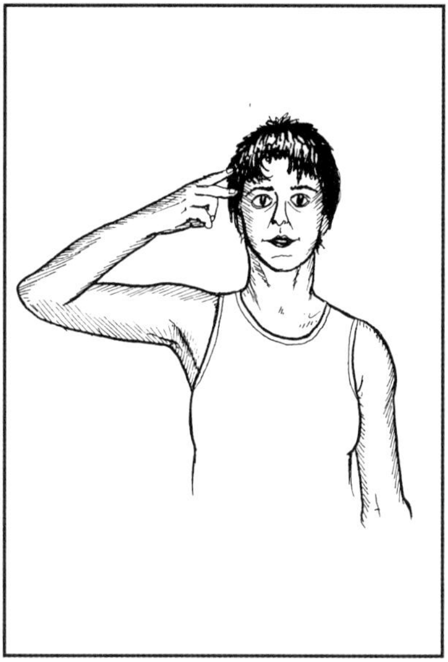

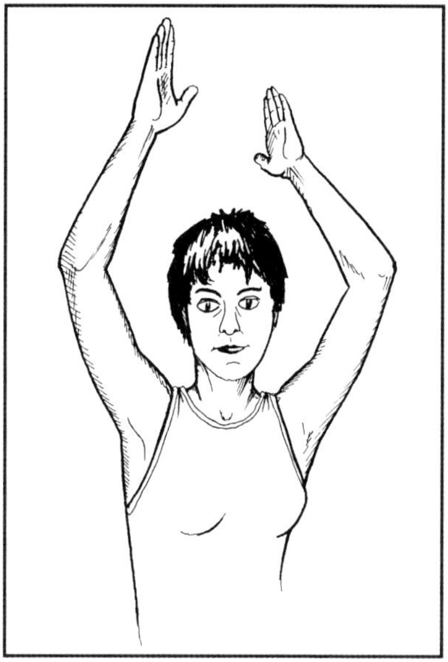

Vorwärts (Front)
Beide leicht geöffneten Arme werden in Schulterhöhe nach vorn gestreckt.
Das heißt:
Die Richtung der nachfolgenden Bewegung erfolgt vorwärts.

Rückwärts (Back)
Die Daumen der beiden gebeugten Arme zeigen nach hinten über die Schultern.
Das heißt:
Die nachfolgende Bewegung erfolgt rückwärts.

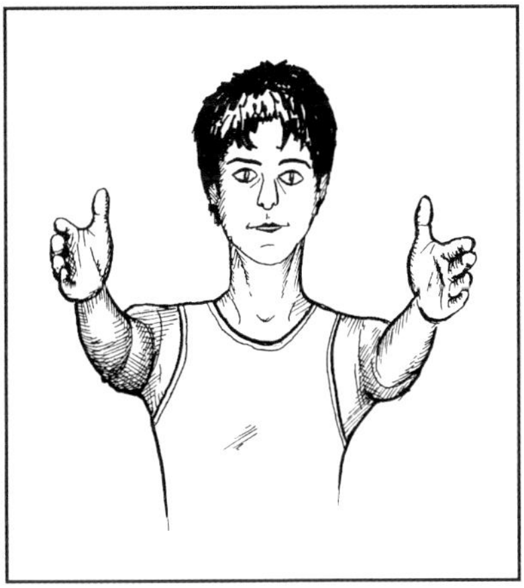

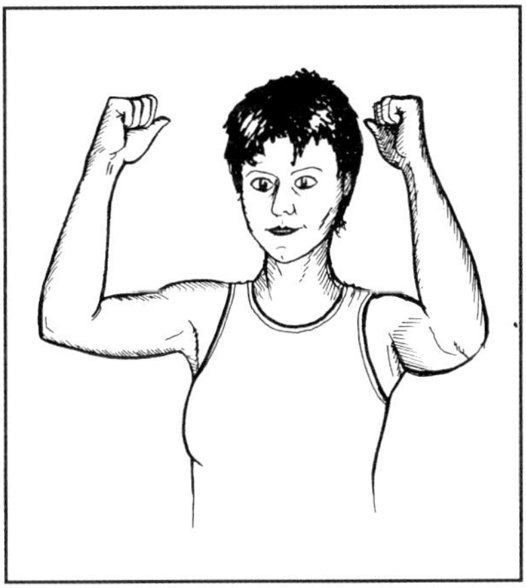

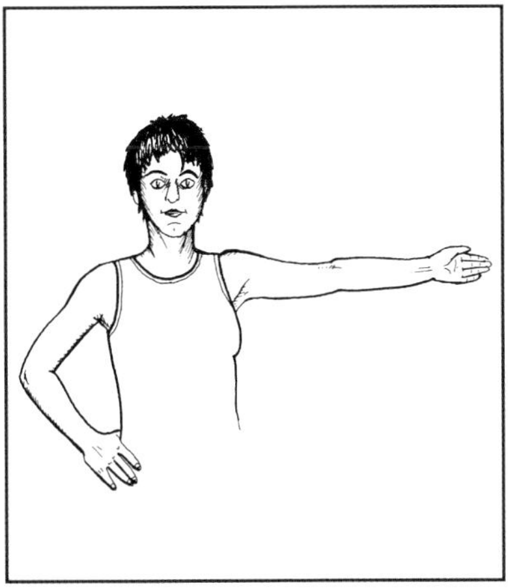

Rechts (Right)
Der linke Arm wird seitlich nach links in Schulterhöhe gestreckt. Die Hand ist flach (die seitenverkehrte Armführung entsteht durch das spiegelbildliche Arbeiten des Übungsleiters).
Das heißt:
Die nachfolgende Bewegung erfolgt nach rechts.

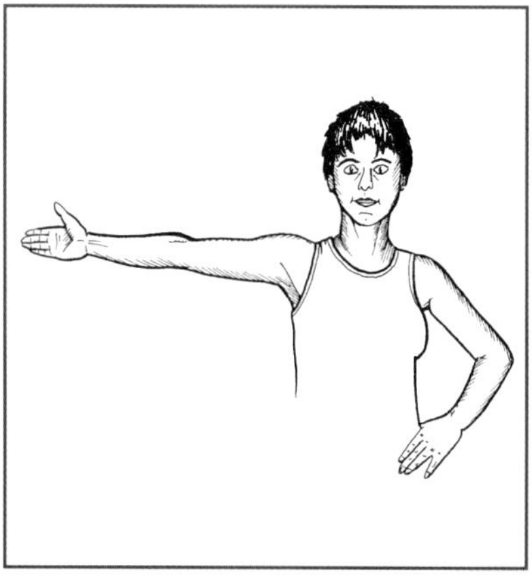

Links (Left)

Der rechte Arm wird seitlich nach rechts in Schulterhöhe gestreckt. Die Hand ist flach (die seitenverkehrte Armführung entsteht durch das spiegelbildliche Arbeiten des Übungsleiters).

Das heißt:

Die nachfolgende Bewegung erfolgt nach links.

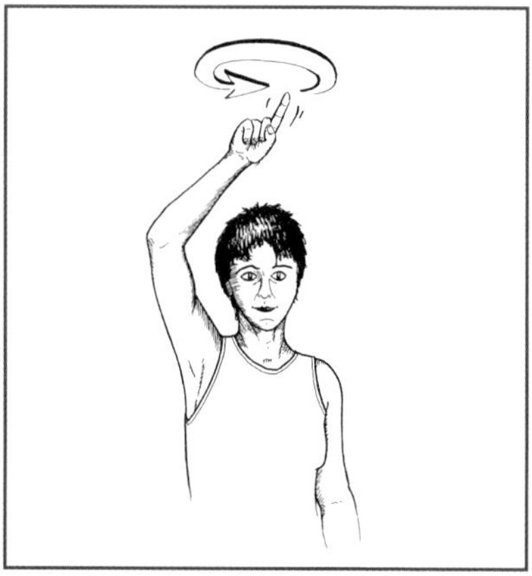

Drehung (Turn/Circle)

Mit dem Zeigefinger wird über dem Kopf eine Kreisbewegung gemacht.

Das heißt:

Die nachfolgende Bewegung wird im Kreis oder mit einer Drehung ausgeführt.

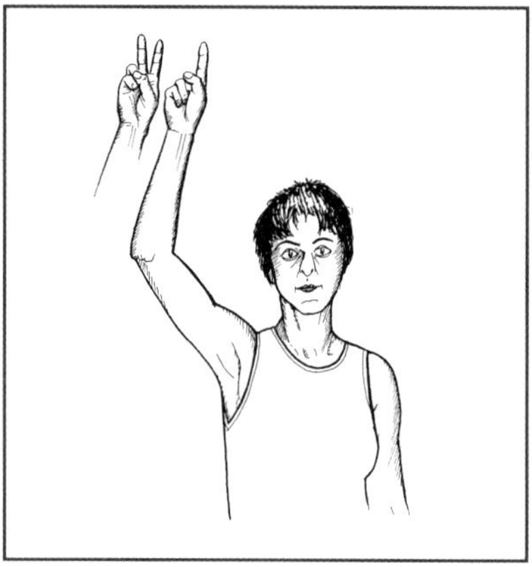

Einfach oder doppelt (Single/Double)

Die Anzahl der Finger des gestreckten Armes nach oben signalisiert, wie oft eine Bewegung ausgeführt wird. Bei einem Finger einmal, bei zwei Fingern zweimal.

Das heißt:

Die nachfolgende Bewegung bzw. Kombination wird einmal bzw. zweimal hintereinander ausgeführt.

Runterzählen (Countdown)
Der rechte o. linke Arm wird nach oben gehoben. Die Anzahl der Finger zeigt den Countdown an.
4 Finger – noch 4
3 Finger – noch 3
2 Finger – noch 2
1 Finger – noch 1

Das heißt:
Um rechtzeitig auf den Beginn eines neuen Schrittes hinzuweisen und um gemeinsam die neue Bewegung ‚starten zu können', werden die vorhergehenden Bewegungen in rückwärtiger Reihenfolge zurückgezählt.

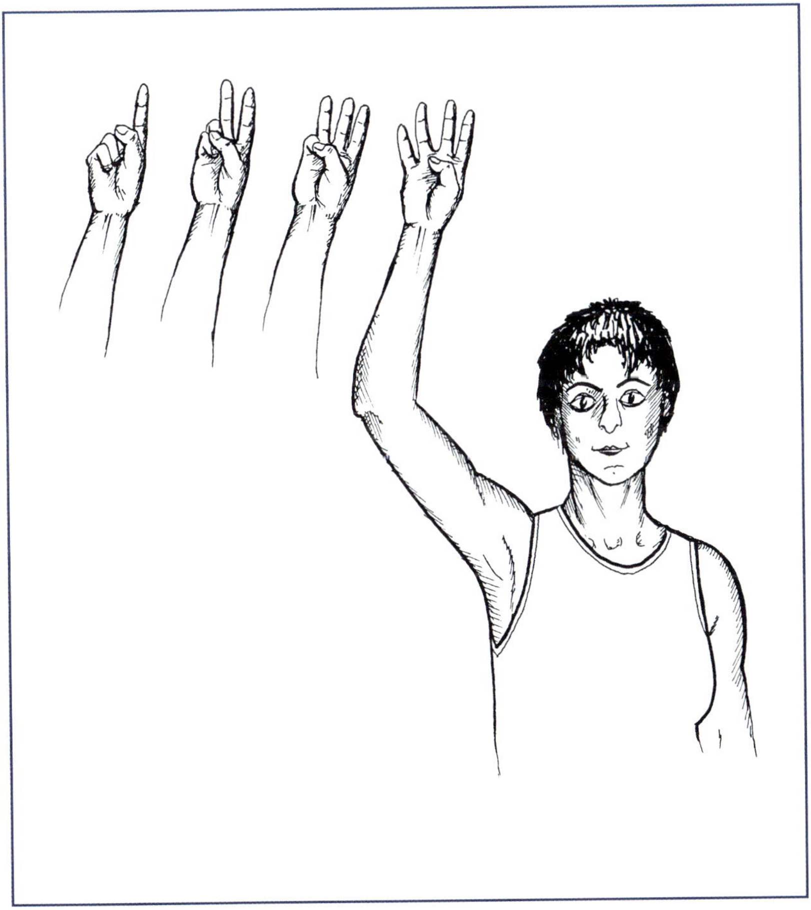

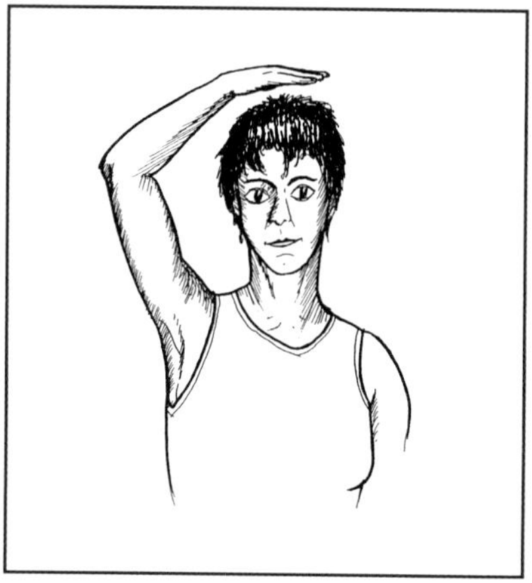

Von Anfang an (from the Top)

Mit der flachen Hand wird über dem Kopf eine kleine Auf- und Abbewegung ausgeführt.

Das heißt:

Die ganze Kombination wird von Anfang an wiederholt.

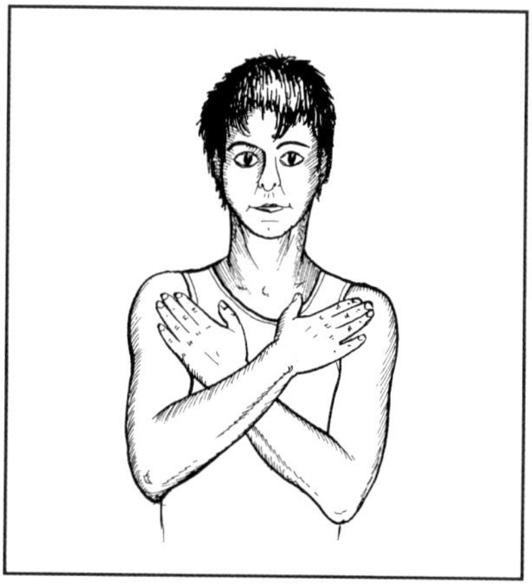

Arme dazunehmen (Add Arms)

Die Arme werden vor der Brust gekreuzt.

Das heißt:

Zusätzlich zu den bisherigen Schritten werden nun die Arme dazugenommen.

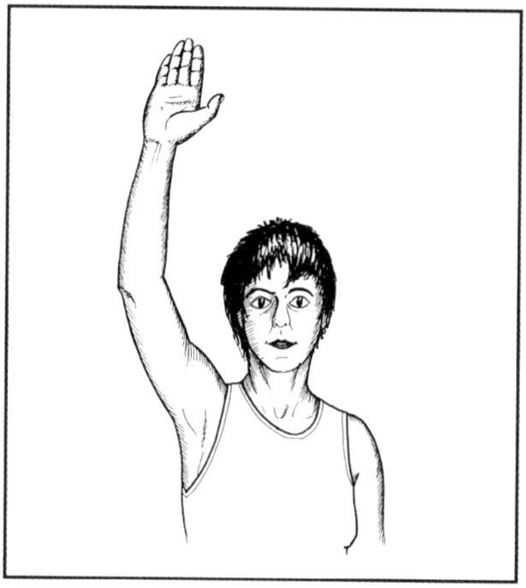

Halten (Stop)

Ein Arm wird mit der flachen Hand (Handfläche zeigt nach vorn) nach oben gehoben.

Das heißt:

Nach einer erfolgten Bewegung bleibt man auf der Stelle – in der Regel heißt dies Gehen auf der Stelle.

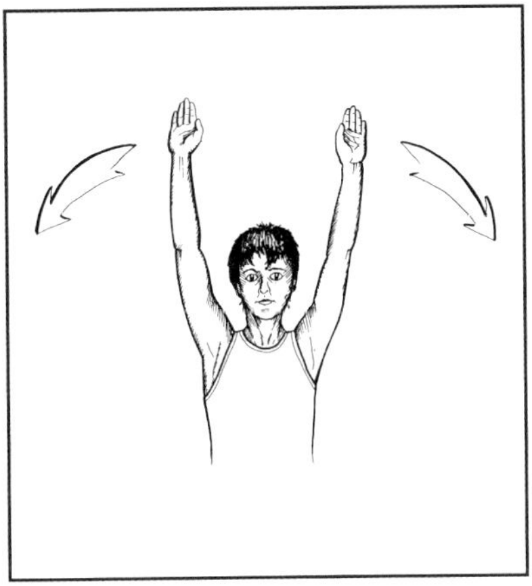

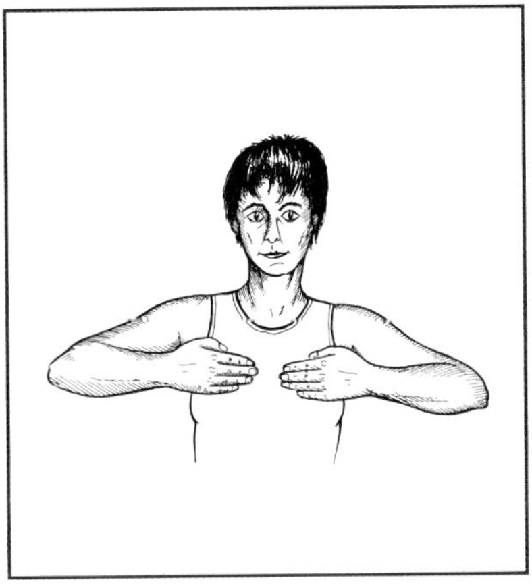

Kreis bilden (Round)
Beide Arme werden aus der Hochhalte mit einem Armkreis seitwärts bis in die Tiefhalte geführt.
Das heißt:
Die Gruppe löst die Blockformation auf und begibt sich in eine Kreisformation.

Linie bilden (Line Front)
Beide Hände werden vor der Brust zusammengeführt – Handrücken nach vorn, Fingerspitzen berühren sich nicht.
Das heißt:
Die Gruppe begibt sich in eine Linienformation.

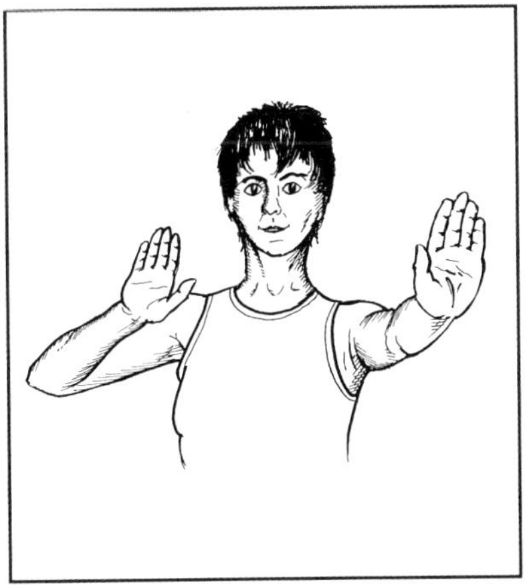

Kanon
Beide Arme befinden sich in Schulterhöhe. Ein Arm wird mit angestellter Hand nach vorn geführt und bleibt in dieser Position.
Das heißt:
Die Gruppe auf dieser Seite bleibt in dem bestehenden Bewegungsmuster.
Der zweite Arm gibt Bewegungszeichen vor/rück.
Das heißt:

Signalgabe für die zweite Gruppe für einen zeitversetzten Bewegungseinsatz.

Gut gemacht (Good Job)
Der Daumen der Hand wird nach vorn oben geführt.
Das heißt:
Die Teilnehmer haben alles gut gemacht – macht weiter so.

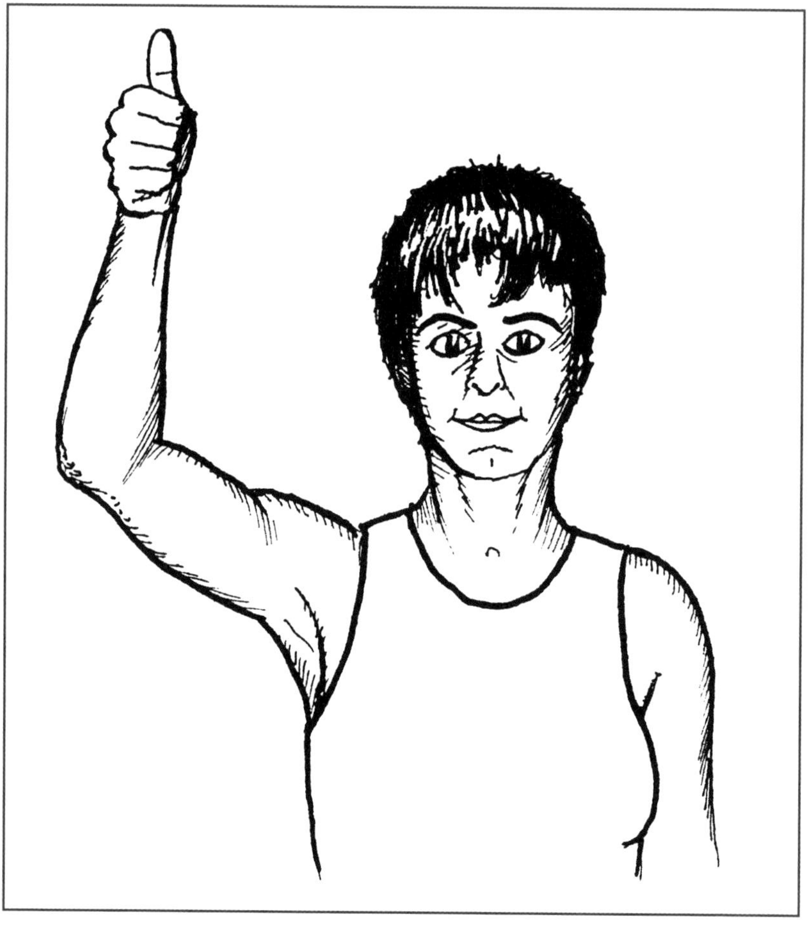

2.4 Choreografiemethoden

Oftmals fragen sich die Teilnehmer in einer Aerobicstunde, wie es kommt, dass immer wieder neue Kombinationen zu finden sind und diese in der Cardiophase harmonisch ineinander übergehen.

Die Antwort finden wir im methodischen Vorgehen des Übungsleiters.

Es existiert nur eine begrenzte Anzahl von Aerobicschritten. Diese Grundschritte werden durch eine Vielzahl von Kombinationsmöglichkeiten zu unterschiedlichen Choreografien zusammengesetzt.

Choreografie lässt sich für diesen Bereich als „die Kunst des Planens und Strukturierens von Bewegungsmustern, um eine Komposition zu erreichen" definieren.

Dafür wurden und werden Choreografiemethoden entwickelt, die den Weg zum Ziel beinhalten, sie bilden das fachliche Gerüst für einen reibungslosen Ablauf.

Tipp

Der Schlüssel zu einem erfolgreichen choreografischen Arbeiten liegt im strukturierten und langsam vermittelten Aufbau der Schrittkombination, nur so können die Teilnehmer folgen und die Bewegung umsetzen.

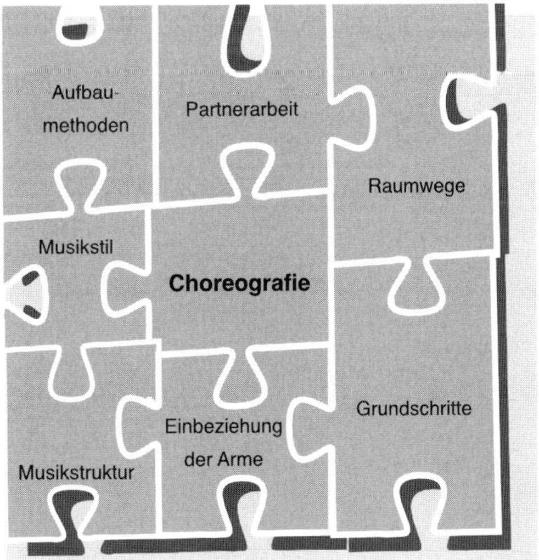

Abb. 7: Choreografiepuzzle

Allgemein gültige Kriterien für harmonische Bewegungschoreografien sind folgende Faktoren:

Der Bewegungsfluss

Die einzelnen Bewegungsmuster einer Choreografie müssen harmonisch ineinander übergehen, damit die Bewegungen fließend und nicht ruckartig ausgeführt werden.

Die Ausgewogenheit

Eine Choreografie sollte physiologisch ausgewogen sein, d.h. um eine schnelle Ermüdung einzelner Körperteile zu vermeiden, werden Bewegungen ausgeglichen jeweils mit rechts und links ausgeführt. Ebenso wechseln sich im Interesse der Belastungsdynamik intensive und weniger intensive Bewegungsmuster ab.

Der Raum

Die Einbeziehung verschiedenster Raumwege und Formationen ist interessant für das Aerobictraining 50 plus.

Soziale Kommunikation

Gerade dieser Faktor ist für die Zielgruppe 50 plus von immenser Bedeutung. Variationsbeispiele sind die Kanonform, Partnerformen, Blocksplittung usw. Diese bieten unerschöpflichen Spielraum zwischen den Teilnehmern selbst.

Unterschiedliche Choreografiemethoden stellen natürlich auch unterschiedliche Ansprüche an die Teilnehmer. Deshalb sollte besonders in den ersten Trainingswochen einfachen und überschaubaren Methoden der Vorrang gegeben werden, wie sie in den ersten drei Beispielen aufgeführt sind.

1. Wechsel zwischen Blockformation und freiem Gehen im Raum

Eine erfolgreiche Vorgehensweise, vor allem bei Anfängergruppen, bildet der geplante Wechsel zwischen Blockformation und freiem Gehen im Raum. Während der Durchführung der Cardiophase wird in bestimmten zeitlichen Abständen, die der Übungsleiter plant, eine freie räumliche Veränderung durch die Teilnehmer vorgenommen (siehe Abb. 8), danach wird weiter im Block fortgesetzt und der Übungsleiter sollte nach Möglichkeit einen veränderten Standort einnehmen (z.B. gegenüberliegende Hallenseite).

Vorteil:
Im freien Gehen finden die Teilnehmer eine gewisse mentale Entspannung und eine körperliche Verschnaufpause. Das kommt vor allem nicht so fitten Teilnehmern entgegen. Mit dieser Form wird die Stimmung gelockert, die Gruppendynamik verbessert, es kommt Abwechslung und Spaß in die Stunde.

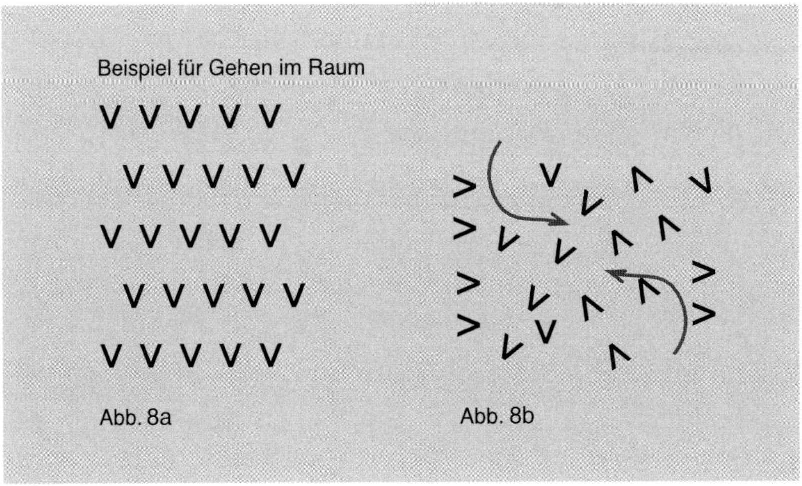

Abb. 8: Gehen im Raum

2. Kanonform

Der Begriff ‚Kanon' ist aus der Musik entlehnt und steht symbolisch für ein zeitversetztes ‚Starten von Bewegungen' der Gruppe. Nach dem Erlernen der Choreografie bleibt noch Zeit für die Festigung des Programms. Dafür bietet der Kanon eine interessante Lösung.

Die Gruppe wird zweigeteilt (siehe Abb. 9b). Über das entsprechende Handcueing signalisiert der Übungsleiter der gewählten Gruppe 1 ein ‚March am Platz' (Abb. 9c). Mit der Gruppe 2 wird dann die Kombination in der Originalabfolge gestartet. Nach spätestens 32 Beats startet die Gruppe 1 (Abb. 9d) ebenfalls mit der gleichen vorgegebenen Kombination, die dann natürlich auch musikalisch passen muss. Diese Form fördert das Gruppenerlebnis und stellt Ansprüche an die Merkleistung, da der Übungsleiter die Animationsrolle nicht durchgängig einnimmt.

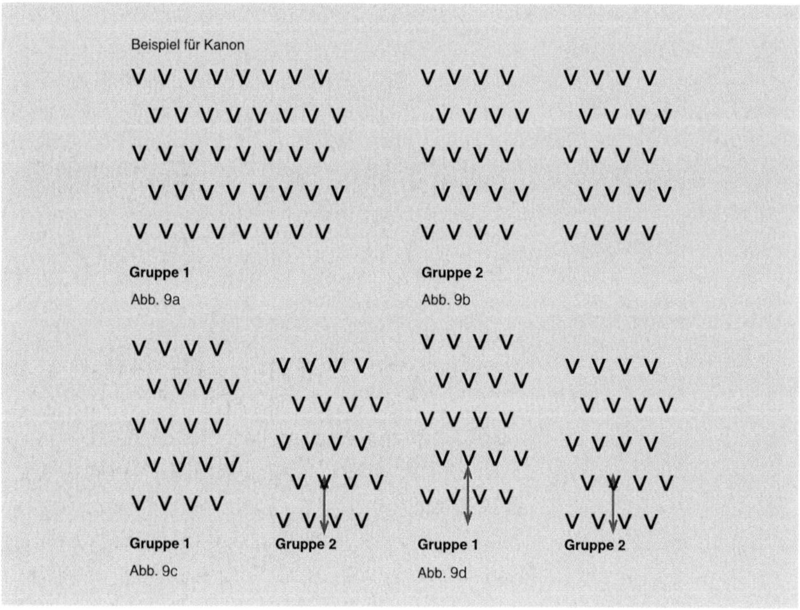

Abb. 9: Kanon

Anforderung an die Teilnehmer: erhöhter Anspruch an die Merkleistung und Koordination.
Anforderung an den Übungsleiter: Sicherheit in der Handhabung der Methode setzt gute Planung und Steuerung voraus.

Tipp

Alle Methoden im Training willkürlich einsetzen, es gibt dafür kein Dogma.

2.5 Trainingsmethoden in der Aerobic

Nur ein richtig gestaltetes Ausdauertraining garantiert den gewünschten Erfolg. Die Aerobic bedient sich auch hier sportwissenschaftlicher Grundsätze bei der Gestaltung und Planung der Herz-Kreislauf-Phase. Die vorrangig verwendeten Trainingsmethoden sind planmäßige Verfahren, mit denen die angestrebten Trainingsziele erreicht werden können. Zur Verbesserung der Ausdauerleistung eignen sich im Fitnesssport besonders zwei Ausdauertrainingsformen, die *Dauermethode* und die *Intervallmethode*. Jede Methode hat ihren spezifischen Effekt. Die Bevorzugung der einen oder anderen Methode hängt von den Gewohnheiten der Gruppe und dem Trainingskonzept des Übungsleiters ab. Beide Methoden erweisen sich für die Zielgruppe 50 plus als gut geeignet.

Was ist das Typische dieser Methoden?

Die Dauermethode

Hierbei handelt es sich, wie der Name schon sagt, um eine andauernde Trainingsbelastung mit gleich bleibender Intensität über einen längeren Zeitraum. Der wesentliche Vorteil einer kontinuierlichen Dauermethode ist der langfristige Aufbau, bei dem immer im aeroben Bereich gearbeitet wird und somit eine gute Kontrolle über die Herzfrequenz besteht. Das Training wird nicht durch Pausen unterbrochen.

Zwei Dauermethoden sind für die Aerobic besonders zu empfehlen:

Methode der gleich bleibenden Belastung („Steady State"-Methode)

Bei dieser Methode bleibt die Herzfrequenz und damit die Intensität der Cardiophase annähernd gleich.

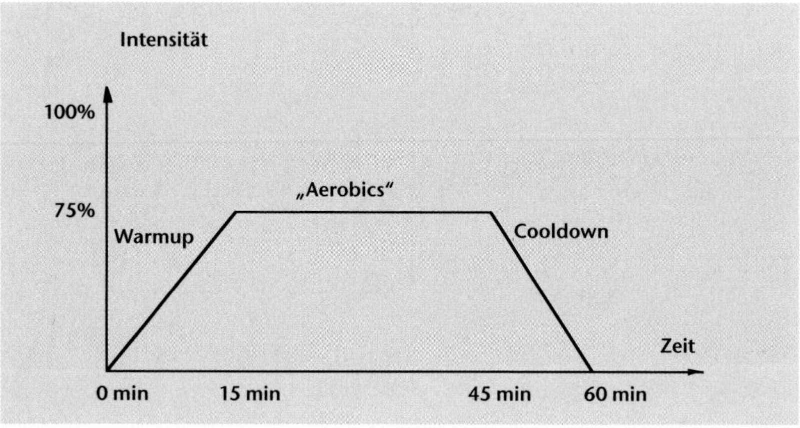

Abb. 12: „Steady State"-Methode

Methode des dynamischen Belastungsverlaufs („Bell-Curve"-Methode)

Die „Bell Curve"-Methode beginnt mit einer niederen, moderaten Intensität. Diese wird nun Schritt für Schritt gesteigert, bis zu ca. 75% der maximalen Herzfrequenz und sinkt dann wieder ab zu einer niedrigen Intensität. Grafisch dargestellt bildet sich so der Umriss einer Glocke, wovon dieser Name abgeleitet wurde.

Die Stunde ist so aufgebaut, dass die Teilnehmer in den ersten 5-10 Minuten nach dem Warm-up etwa 60% der maximalen Herzfrequenz erreichen. Die Intensität wird nun durch Übungen gesteigert, die mehr körperliche Anstrengung erfordern (größere Raumwege, längere Hebel), bis der Puls in der Mitte des Cardioteils ca. 75% der maximalen Herzfrequenz erreicht hat. In den letzten zehn uten reduziert sich die Intensität Schritt für Schritt, bis die Puls- wieder auf ca. 60% der maximalen Herzfrequenz gesunken ist. ies erfolgt, kann zum Cool down übergegangen werden.

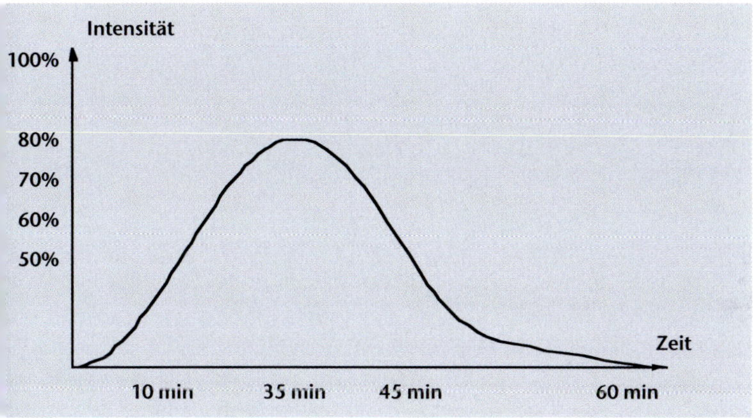

13: „Bell Curve"-Methode

rvallmethode

Intervallmethode, die zur Zeit an Popularität immer mehr zu- mt, ist für die Zielgruppe 50 plus besonders zu empfehlen. **Begründung liegt im Folgenden:**

Schnelle Anpassung des Herz-Kreislauf-Systems.
Hoher Verbrauch an Gesamtkalorien.
Hohe Gesamtbelastung in kurzer Zeit.
Interessanter Belastungswechsel, der ablenkt und die Belastung insgesamt verträglicher macht.
Hohe Bewegungsmotivation.

ntervallmethode ist durch folgende Inhalte definiert:
ypisch für alle Intervallmethoden ist generell der systemati- und planmäßige Wechsel zwischen Belastung und Erholung. so genannte ‚Erholungsphase' wird dabei unterschiedlich

gestaltet. Grundsätzlich kommt es während dieser Phase zu ke vollständigen Regeneration, vielmehr liegen unvollständige genannte ‚lohnende Pausen' vor. Das bedeutet sportmethodi dass noch während der Regeneration die neue Belastung eins

Eine Variante des Intervalltrainings ist die Hügel- Tälermethode („Hills + Valley"-Methode).
Die Pulsfrequenz verläuft hier alternierend vom oberen zum u ren Bereich der Trainingsherzfrequenz. Der Cardioteil findet ir tervallform statt, d.h. wir wechseln zwischen ansteigender In sität und aktiven Pausen, wobei die Belastung jedoch imme aeroben Bereich bleiben sollte. Bei dieser Trainingsmethode k der Übungsleiter ca. sechs Minuten den intensiven Bewegun widmen, um die Herzfrequenz auf etwa 75% zu erhöhen. nächsten zwei Minuten werden so gestaltet, dass die Her quenz auf etwa 65% zurückgeht. So könnten z.B. auf große, ra greifende Bewegungen etwa kleinere, stationäre Bewegungen kurzen Hebeln folgen. Dieses Modell wiederholt sich während gesamten Cardiophase und leitet über die niedere Intensitäts se ins Cool down über.

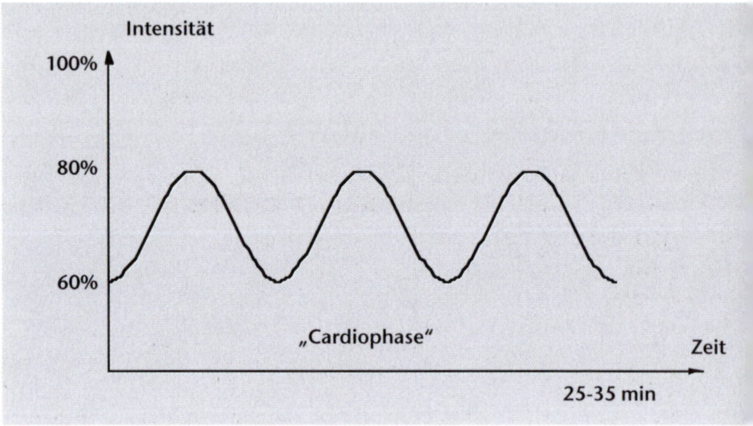

Abb. 14: „Hills + Valley"-Methode

Blocksplittung

;e Methode nutzt auch die Veränderungen im räumlichen Ver- . Sie ist bereits anwendbar während der Cardiophase, wenn i Blöcke erarbeitet worden sind. Nach einem entsprechenden ingzeichen splittet sich die Gruppe wiederum in zwei kleinere ppen (siehe Abb. 10b), die diesmal dic Bcwcgungsfolge auf- inder zuarbeiten. Erstmalig sehen sich die Teilnehmer in dieser ation und lernen die Kombination aus einer ganz anderen tweise kennen. Anfänglich bereitet diese Form durch das ent- engesetzte Arbeiten einige Schwierigkeiten. Dann macht sie r besonderen Spaß, weil sie einen hohen kommunikativen lenwert hat und die räumliche Orientierung in besonderer se nutzt.

Die Anforderungen an die Kombination sollten einfach sein, Raumwege nach vorn, rück, diagonal, zur Seite, Einbeziehung Drehungen bieten sich hierbei besonders an, um den ge- ıschten Effekt zu erreichen.

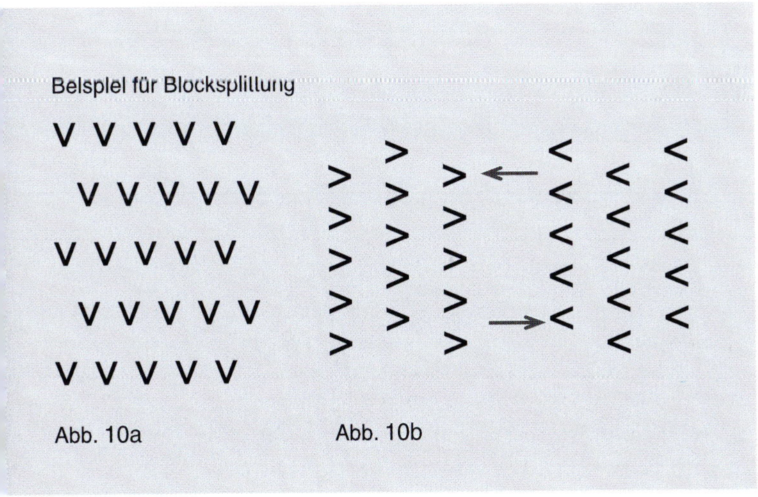

. 10: *Blocksplitting*

4. Partnertraining (Team-Learning)

Diese Form basiert auf dem sympathischen Prinzip der Partne beit. In den choreografischen Ablauf werden bewusst For eingebaut, wo mindestens zwei Personen näheren Kontakt einander aufnehmen (siehe Abb. 11b). Das sind oft Hand-/A bewegungen oder auch Kontakte im Sinne von Handfassun Diese Bewegungsmuster werden als normale Singleausführ vorbereitet und, wenn sie im Ablauf klar sind, auf die ‚Duositu on' übertragen.

Da dieses die Phase des Herz-Kreislauf-Trainings nicht neg beeinflussen darf, sind die Schritte zum Partner und die ents chende Auflösung dieser Formation mit einzuplanen. Auch w das Vorgehen für den Übungsleiter etwas aufwendig ist, die K munikation der Teilnehmer in dieser Phase lohnt diesen Aufwa

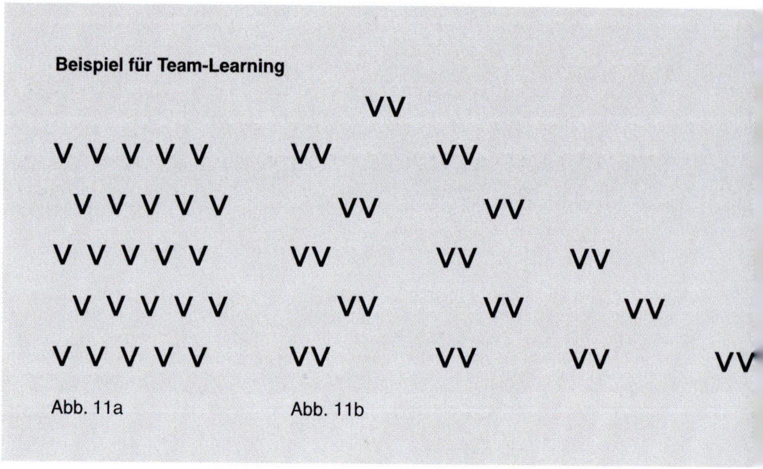

Abb. 11: Team-Learning

Bei fortgeschrittenem Trainingsprozess ist es sinnvoll, die kl schen Aufbaumethoden sukzessive mit einzubeziehen. Einige eignete Methoden werden hier beschrieben.

5. Lineare Progression oder Freestyle

Diese Aufbaumethode beschreibt eine Vorgehensweise, die am Ende der Stunde keine feste Bewegungsfolge zum Ziel hat. Die Bewegungen werden in loser Abfolge aneinander gereiht, wobei immer ein Element ausgetauscht oder verändert werden sollte. Also wechselt entweder nur die Armbewegung (bei gleicher Beinbewegung) oder die Beinbewegung oder es verändert sich die Bewegungsrichtung. Dieses Vorgehen ist für den Einsteiger leicht verständlich, weil die Bewegungsübergänge einfach sind und keine besonderen Ansprüche an die Merkleistung der Teilnehmer gestellt werden.

Anforderung an die Teilnehmer: keine besonderen Anforderungen. Anforderungen an den Übungsleiter: kann sich auf technische Ausführung konzentrieren.

6. Additionsmethode (Add on)

Dieses methodische Vorgehen hat zum Inhalt, dass die Bewegungssequenzen in der Reihenfolge eingeführt werden, wie sie auch am Ende der Kombination ausgeführt werden sollen. Praktisch bedeutet dies, dass jeweils die neu erarbeitete Bewegung an die bereits erarbeiteten Bewegungsmuster angefügt, also addiert wird.

Als Praxisbeispiel vereinfacht dargestellt, ist das Vorgehen in der Planung und Durchführung wie folgt:

Übe	**A**
Übe	**B**
Verbinde	**A + B**
Übe	**C**
Verbinde	**A + B + C**
Übe	**D**
Verbinde	**A + B + C + D**

Anforderung an die Teilnehmer: mittlerer Anspruch an die Merkfähigkeit und Koordinationsfähigkeit.

Anforderungen an den Übungsleiter: einfache Kombinationen entwickeln. Nicht zu viele Schritte anhängen. Es ist ratsam, immer nur eine Veränderung vorzunehmen, z.B. Arme dazufügen oder Richtungsänderung. Arme werden unterstützend eingesetzt.

7. Blockmethode (Linkmethode)

Die Spezifik dieser Methode liegt darin, dass immer zwei Blöcke (Bewegungssequenz von einem Block beträgt mindestens acht Beats) vermittelt und gefestigt werden und erst dann mit einem anderen Blockpaar verbunden werden. Die Festlegung für die Länge eines Blocks kann durch den Übungsleiter individuell festgelegt werden. Die Reihenfolge der Schritte bleibt jedoch bestehen. Dieses Vorgehen setzt höhere Ansprüche an das Konzept, da z.B. längere Blöcke sinnvollerweise auch noch erlernt werden – sprich ‚heruntergebrochen' werden müssen. Die Herausforderung an die Teilnehmer ist bezüglich des Merkens relativ hoch. Der Grundsatz dieser Methode ist ein wichtiger – der Weg ist das Ziel. Damit wird deutlich, dass die Kompliziertheit der Choreografie nicht das Maß aller Dinge ist.

Als Praxisbeispiel vereinfacht dargestellt, bietet sich folgendes Vorgehen in der Planung und Durchführung an:

Übe	**Block A**
Übe	**Block B**
Verbinde	**Block A + B**
Übe	**Block C**
Übe	**Block D**
Verbinde	**Block C + D**
Verbinde	**Block A + B + C + D**

tlicher Kreuzschritt (Grapevine) 4 Beats

der Grundstellung gehen Sie den ersten Schritt leicht diagonal Seite. Dabei rollen Sie den Fuß von der Ferse zum Ballen ab belasten ihn mit Gewicht. Das unbelastete Bein kreuzen Sie hinter dem belasteten Bein und verlagern gleichzeitig das Gent auf das rückgekreuzte Bein. Anschließend stellen Sie das unastete Bein (Bein, mit dem die Bewegung begonnen wurde) der zur Seite, verlagern Ihr Körpergewicht darauf, ziehen das unbelastete Bein heran und tippen mit der Fußspitze dicht nedem Standbein auf den Boden (sprich: seit-kreuz-seit-tip).

chte:

- **Becken immer nach vorne richten und nicht verdrehen.**
- **Oberkörper aufrecht.**
- **Den ersten Schritt mit der Ferse ansetzen.**
- **Kniegelenke immer leicht gebeugt.**
- **Vorbereitender Schritt ist der ‚Double Step Touch'.**

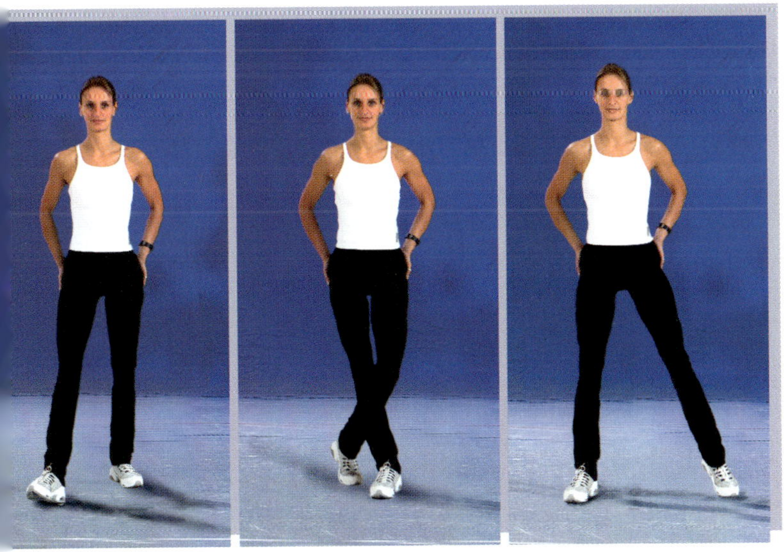

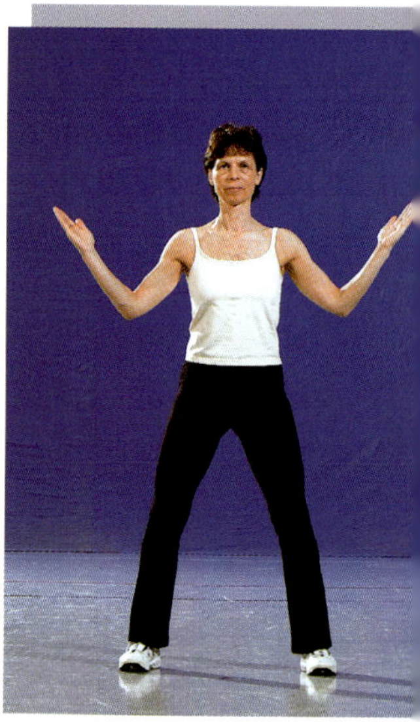

Öffnen-öffnen/schließen-schließen (Out-Out/In-In) 4 Beats Variante von ‚Marching'

Marschieren Sie auf der Stelle. Öffnen Sie die Füße dabei mit zwei Schritten seitlich auseinander und stellen Sie die Füße mit zwei Schritten gleich wieder in die Ausgangsposition zurück. In der Übungsphase ist es auch möglich, mit vier Schritten die Füße zu öffnen bzw. mit vier Schritten wieder in die Grundstellung zu schließen.

Beachte:

- **Fußspitzen bleiben nach vorne gerichtet.**

V-Schritt (V-Step) 4 Beats

Stellen Sie sich vor, Sie schreiben mit vier Schritten ein V-förmi Zeichen auf dem Boden. Aus einer guten Grundposition set Sie die ersten beiden Schritte nach vorn außen, (wobei immer Ferse als Erstes ansetzt, Füße und Knie werden leicht nach au gedreht) die nächsten beiden Schritte gehen Sie rückwärts wieder eng zusammen.

Beachte:

- **Kniegelenke immer leicht gebeugt.**

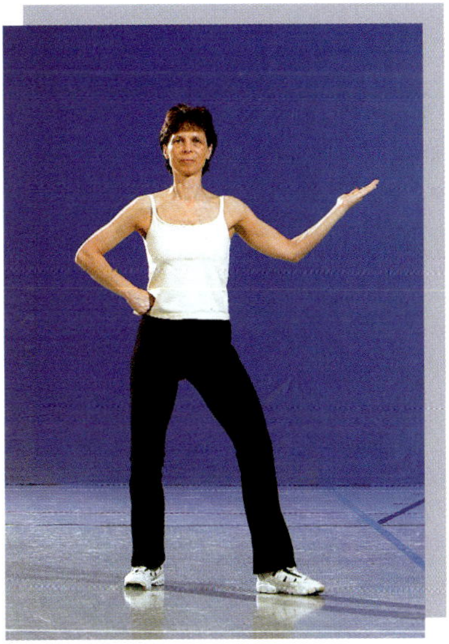

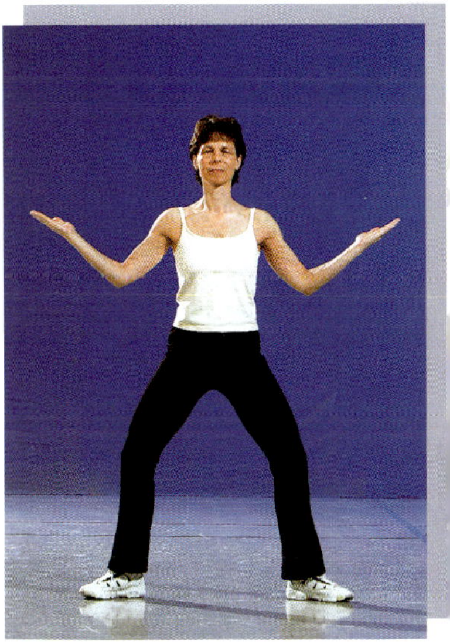

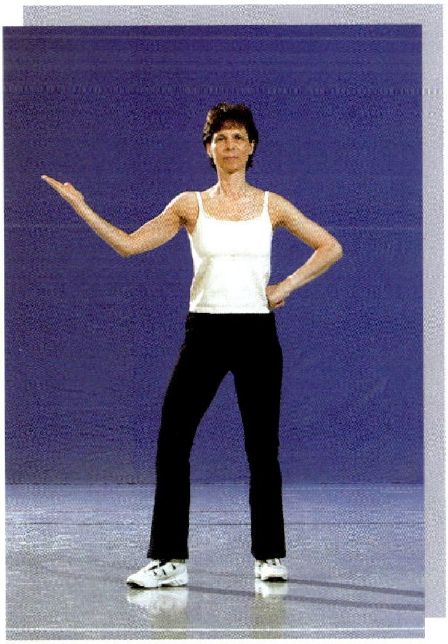

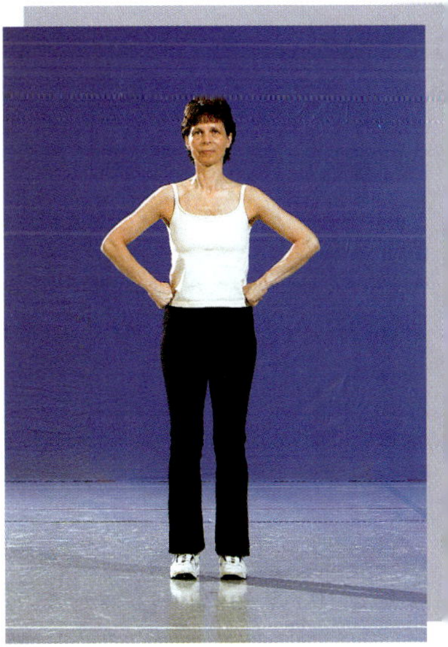

Gewichtsverlagerung im Grätschstand (Side to Side) 2 Beats

Stellen Sie in der Grundposition die Füße etwas weiter auseinander (Grätschstandposition) und verlagern Ihr Gewicht zu einer Seite, die Fußspitze des Spielbeins wird seitlich auf den Boden getippt. Den Bewegungsansatz der Verlagerung geben Sie über den Fußballen des zu belastenden Beines.

Beachte:

- **Kniegelenk nicht zu stark beugen.**
- **Becken und Oberkörper frontal halten.**

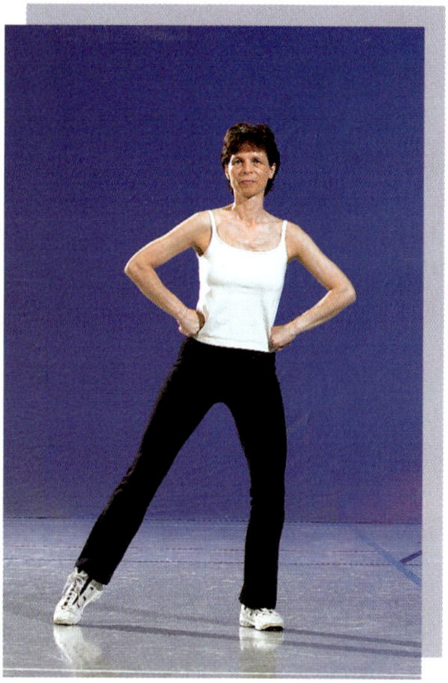

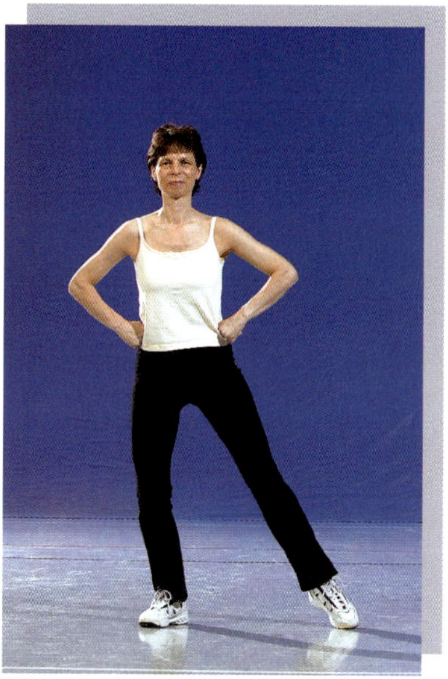

2.6 Aerobic Basicschritte

Mit den vorgestellten Basicschritten möchten wir einen Einblick in das Schrittrepertoire und dessen Ausführung geben.

Aerobic unterscheidet die Schrittstruktur grundsätzlich in High und Low Impact. Der Begriff ‚Impact' bedeutet so viel wie Stoß oder Aufprall. Highimpactbewegungen, bei denen für kurze Zeit beide Füße den Boden verlassen, bedeuten eine 3-5fache Belastung der Gelenke mit dem eigenen Körpergewicht und sind für diese Altersgruppe zu vermeiden. Aerobic 50 plus ist ein Bewegungsprogramm im ‚Low Impact'. Das bedeutet, dass mindestens ein Fuß ständig Bodenkontakt behält und somit eine geringere Belastung für Gelenke und Wirbelsäule entsteht.

Körperhaltung

Allen Bewegungen liegt eine physiologisch sinnvolle Körperhaltung zu Grunde. Eine korrekte Grundhaltung ist zwingend, um Fehlbelastungen im aktiven und passiven Bewegungsapparat vorzubeugen, außerdem drückt sie auch Harmonie, Ausgeglichenheit und Selbstbewusstsein aus.

Das Augenmerk sollte bezüglich einer physiologisch sinnvollen Körperhaltung auf Folgendem liegen:

- **Beine stehen meist etwas über Hüftbreite auseinander.**
- **Knie sind immer leicht gebeugt und niemals überstreckt.**
- **Füße sind leicht nach außen gedreht, wobei die Kniescheibe in Richtung Fußspitze zeigt.**
- **Bauch- und Gesäßmuskulatur ist angespannt (Rumpfstabilisation).**
- **Brustbein ist angehoben.**
- **Schulterblätter sind nach hinten unten gezogen.**
- **Scheitel ist zur Decke gerichtet (Halswirbelsäule strecken).**
- **Diese Positionierung ist auch gleichzeitig die korrekte Ausgangsposition für viele Schrittmuster.**

Technik der Bewegungsausführung

Grundsätzlich sollte jede Bewegung klar und deutlich ausgeführt werden. Hierbei spielt die Präsentation durch den Übungsleiter eine großen Rolle. Je besser und präziser die Übungen gezeigt werden, umso genauer werden sie die Teilnehmer auch nachvollziehen. Grundsätzlich werden alle Bewegungen geführt, d.h. es finden keine ruckhaften oder plötzlichen Bewegungen statt. Niemals endet die Bewegung im Bereich des Gelenkanschlages. Die Füße werden bei allen Bewegungen wieder vollständig bis zum Boden abgerollt. Starkes Nachfedern in den Kniegelenken ist ein Fehler, der sehr häufig auftritt und eine unnötige Kniebelastung darstellt, die einer Korrektur bedarf.

Die Basicschritte im Überblick

Bezeichnung	Beats
March/Walk	2
Step Touch	2
Double Step Touch	4
Push Touch	2
Heel Dig	2
Knee-Lift	2
Leg Curl	2
Low Kick	2
Lunge	2
Side to Side	2
Cha-Cha-Cha	2
V-Step	4
Grapevine	4
Squat	4
Mambo	4
Out-Out – In-In	4
Pivot Turn	4

er folgenden Beschreibung werden die wichtigsten Grund-itte vorgestellt und die technischen Schwerpunkte beschrie-. Die Anzahl der benötigten Beats ist wesentlich für die Zu-menstellung der Kombinationen.

schieren/Gehen (March/Walk) 2 Beats

ch

,March' ist ein Marschieren oder Ge- am Platz, bei dem Sie die Arme ge-gleich mit bewegen. Die Füße rollen bei jedem Schritt fließend vom Fuß-en bis zur Ferse hin ab. Gehen Sie echt, ohne dabei zu stampfen.

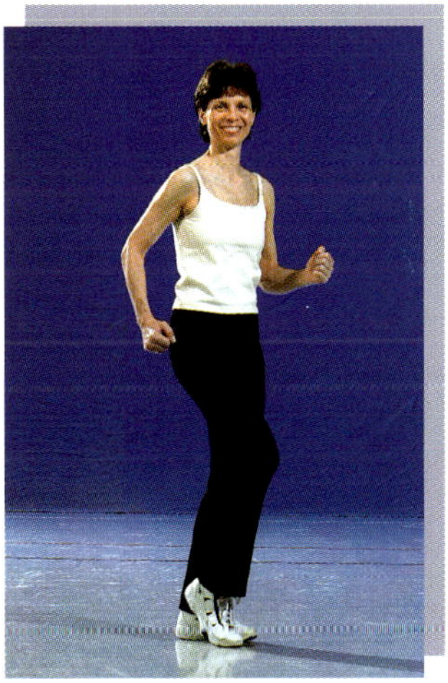

k

king' ist im Gegensatz zum ,Mar-g' ein Gehen mit Raumgewinn auf rschiedlichen Raumwegen, wie z.B. värts, rückwärts, diagonal oder im s. Setzen Sie hierbei betont die Ferse rstes auf und rollen Sie den Fuß zü-bis zum Fußballen ab.

chte:

- Kniegelenke immer leicht gebeugt und nie überstreckt.
- Arme schwingen gegengleich mit.
- Leise abrollen und nicht stampfen.
- Im Oberkörper aufrecht und ruhig bleiben.
- Beim ,Marching' werden die Füße vom Fußballen bis zur Ferse abgerollt.
- Beim ,Walking' vorwärts werden die Füße von der Ferse beginnend aufgesetzt und bis zu den Fußballen bzw. zur Fußspitze abgerollt.

Schritt seitwärts
(Step Touch) 2 Beats

Aus der Grundstellung heraus machen Sie einen Schritt zur S (auch nach vorne oder hinten möglich) und stellen den and Fuß unbelastet an das Standbein heran. Mit dem unbelast Bein beginnen Sie den gleichen Schritt zur anderen Seite.

Beachte:

- **Beine nicht zu stark beugen.**
- **Kniegelenke hinter den Fußspitzen lassen.**
- **Nicht in den Kniegelenken nachfedern.**

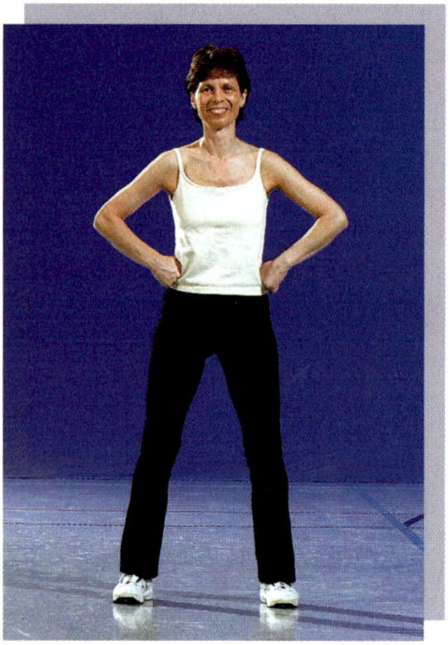

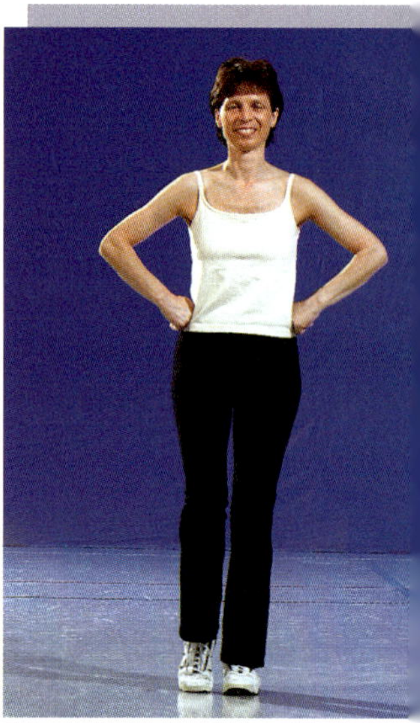

Doppelter Seitwärtsschritt (Double Step Touch) 4 Beats

Dieser Schritt ist eine Variante des ‚Step Touch' single. Ans von einem Schritt, führen Sie nun zwei Schritte zu einer Seite a

Fuß zur Seite tippen und zurück (Push Touch) 2 Beats

Aus der Grundposition strecken Sie ein Bein ohne Belastung und ohne Gewichtsverlagerung seitwärts, vor, rück oder diagonal, die Fußspitze tippt dabei unbelastet auf den Boden.

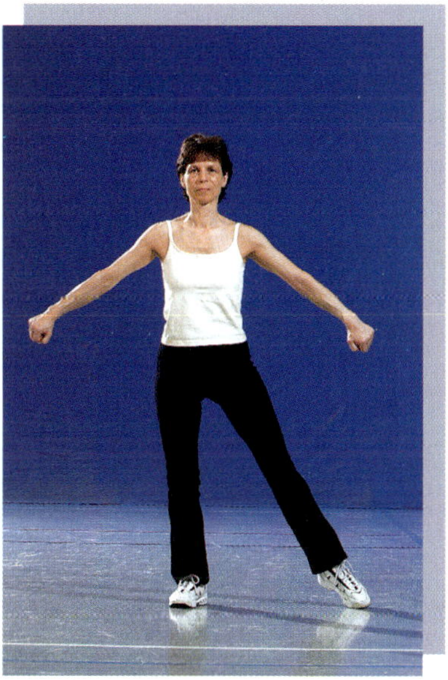

Beachte:

- **Keine Gewichtsverlagerung.**
- **Oberkörper ruhig halten.**
- **Kniegelenk im Standbein leicht beugen, jedoch nicht nachfedern.**

Ferse tippen (Heel Dig) 2 Beats

Aus der Grundposition mit leicht gebeugten Beinen führen Sie ein Bein (Spielbein) diagonal oder gerade nach vorne und setzen die Ferse unbelastet auf.

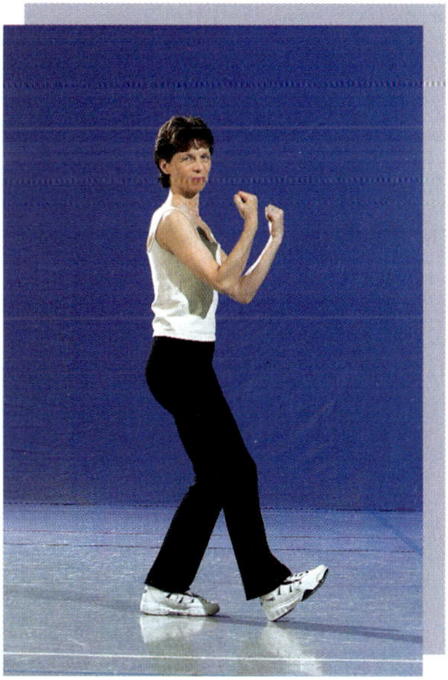

Beachte:

- **Standbein nicht zu stark beugen und Kniegelenk hinter der Fußspitze lassen.**

Knieheben (Knee-Lift) 2 Beats

Heben Sie ein Bein gebeugt nach vorne an, bis Ihr Knie ca. Hüfthöhe erreicht (maximal 90°-Winkel), die Fußspitze kann geflext (gebeugt) oder auch leicht gestreckt sein.

Beachte:

- **Kein Ausweichen im Oberkörper.**
- **Kniegelenk im Standbein leicht gebeugt und ruhig halten.**

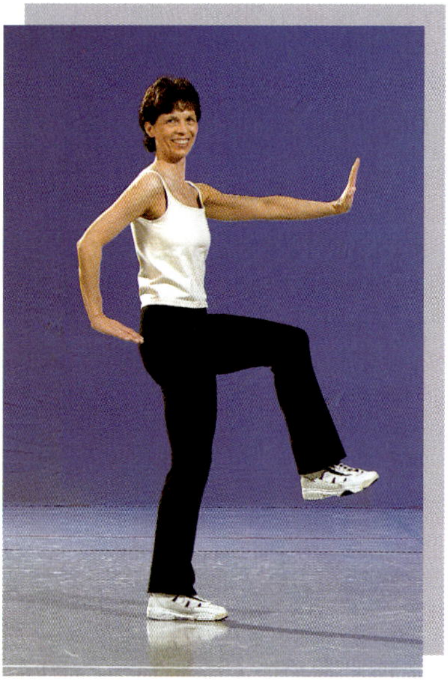

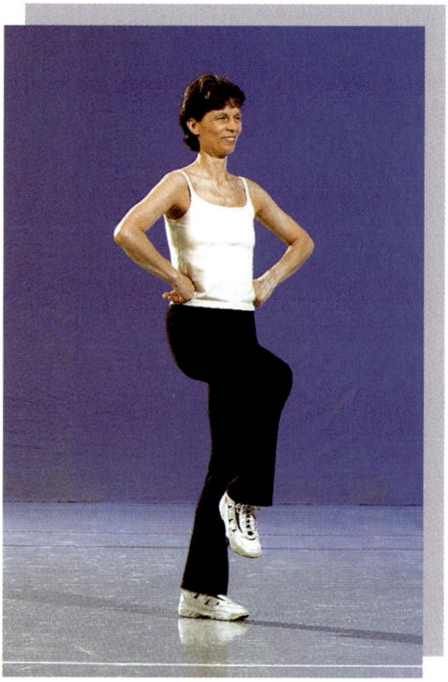

Flacher Kick (Low Kick) 2 Beats

Sie heben Ihr rechtes oder linkes Bein an und führen es durch eine Streckung (Kick) nach vorne, hinten, zur Seite oder in die Diagonale. Der Fuß des Spielbeines wird dabei ebenfalls mit gestreckt. Anschließend führen Sie das Bein wieder zurück, setzen den Fuß neben dem Standbein auf.

Beachte:

- **Bewegung wird geführt und nicht mit Schwung ausgeübt.**
- **Standbein leicht gebeugt, Oberkörper aufrecht.**

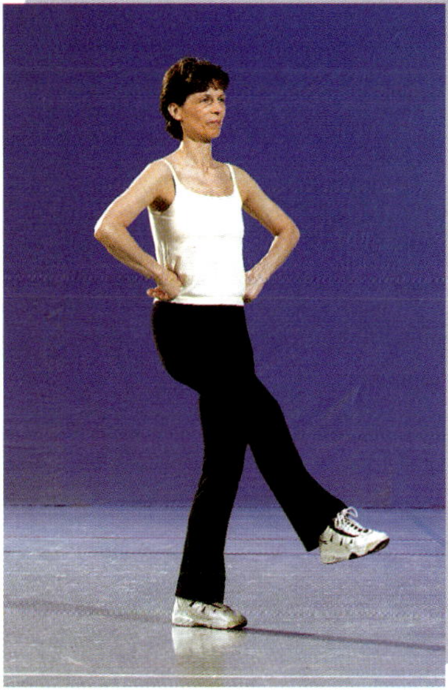

Ferse nach hinten heben (Leg Curl) 2 Beats

Aus der Grundposition erfolgt eine Gewichtsverlagerung zur Seite (wie Side to Side). Die Ferse des Spielbeins führen Sie durch eine Beugung im Kniegelenk Richtung Gesäß, der Unterschenkel sollte dabei bis in die Waagerechte angehoben werden.

Beachte:

- **Standbein im Kniegelenk leicht gebeugt, federt aber nicht nach.**
- **Ferse des Standbeins fest auf dem Boden lassen.**

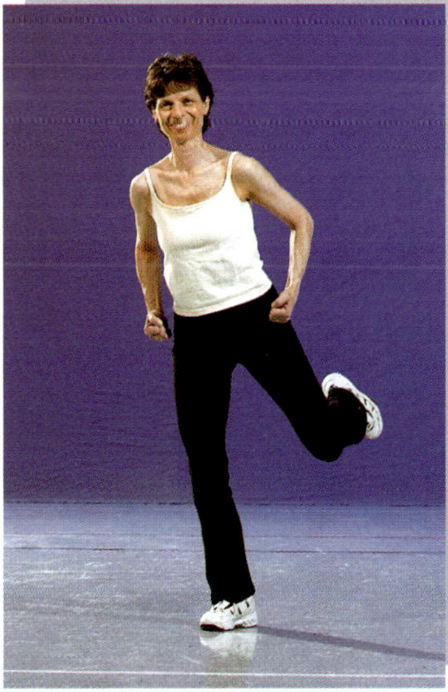

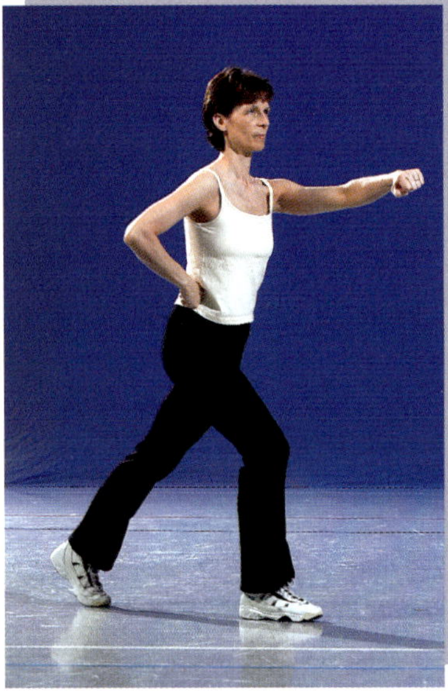

Ausfallschritt (Lunge) 2 Beats

Ein ‚Lunge' lässt sich auf unterschiedliche Arten ausführen. Die Ausfallbewegung des Beins kann in verschiedene Richtungen erfolgen, wie z.B. zur Seite, nach vorne, nach hinten oder diagonal nach hinten. Das ausfallende Bein kann dabei gebeugt oder gestreckt werden. Hier nun eine Variante des Schrittes, der technisch sehr anspruchsvoll ist und viel Übung erfordert.

Aus der Grundstellung, in der beide Beine leicht gebeugt sind, führen Sie das Spielbein lang nach hinten, der Fußballen wird aufgesetzt und das rückgestellte Bein mit Gewicht belastet. Den Körperschwerpunkt verlagern Sie dabei vom Standbein weg, spürbar nach hinten. Der Oberkörper tendiert dabei gleichzeitig leicht nach vorne.

Diese Beinbewegung können Sie auch nach hinten, zur Seite oder nach vorne ausführen.

In der Übungsphase empfiehlt es sich, die Bewegung langsamer, d.h. auf vier Beats auszuführen.

Beachte:

- **Schritt nicht beim Warm-up durchführen.**
- **Kniegelenk des Standbeins immer hinter der Fußspitze lassen.**
- **Ferse des ausfallenden Beines in der Luft und nicht auf den Boden.**

Kniebeuge (Squat) 4 Beats

‚Squat' heißt nichts anderes als ein Beugen der Kniegelenke in Verbindung mit einer Oberkörperverlagerung nach schräg vorn. Das Gewicht bleibt auf beiden Beinen. Das Gesäß schieben Sie hierbei weit nach hinten, die Gewichtsverteilung erfolgt gleichmäßig auf beide Fußsohlen und die Kniegelenke bleiben immer hinter den Fußspitzen. Die Füße sind entweder hüftbreit (parallel oder leicht gegrätscht) aufzustellen und die Kniegelenke zeigen immer in Richtung der Fußspitzen. Durch ein Abstützen der Hände auf den Oberschenkeln (oberhalb der Kniescheiben) entlasten Sie Ihren Rücken, der in einer relativ gestreckten Position bleibt.

Beachte:

- **Kniegelenke sollten immer in Richtung Fußspitzen zeigen.**

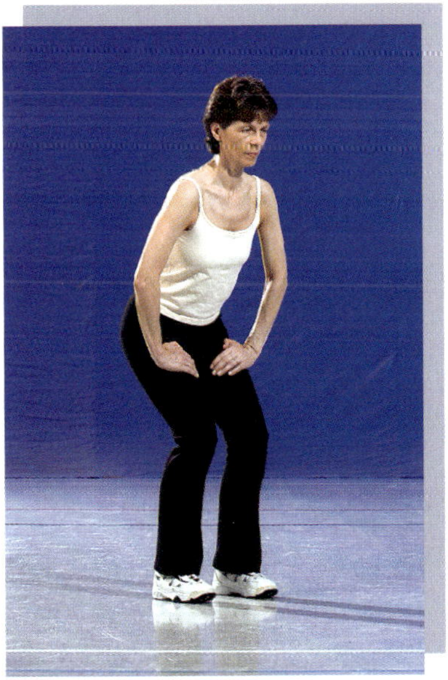

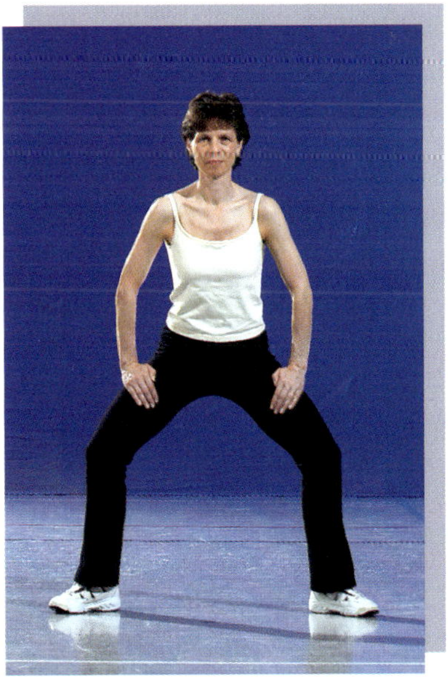

Mambo 4 Beats

Ein Mamboschritt entsteht aus einer Variante des ‚Marchings'. Während Sie auf der Stelle gehen, setzen Sie ein Bein einmal weiter vor dem Körper und einmal weiter hinter dem Körper auf. Wird der Fuß vorne aufgesetzt, so erfolgt die Abrollbewegung wie beim ‚Walking'.

Beachte:

- **Oberkörper aufrecht lassen.**
- **Kniegelenke leicht beugen.**

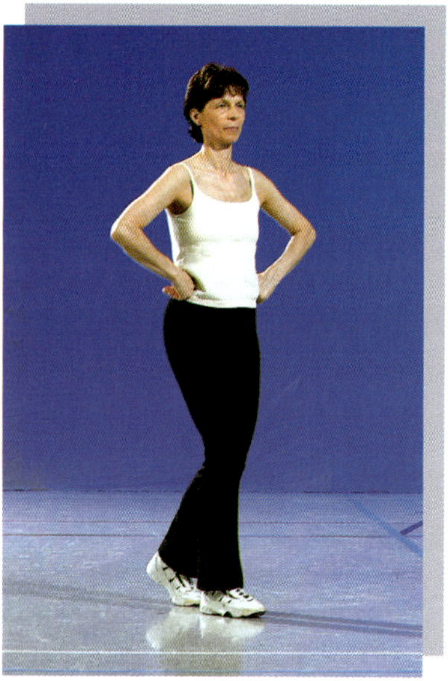

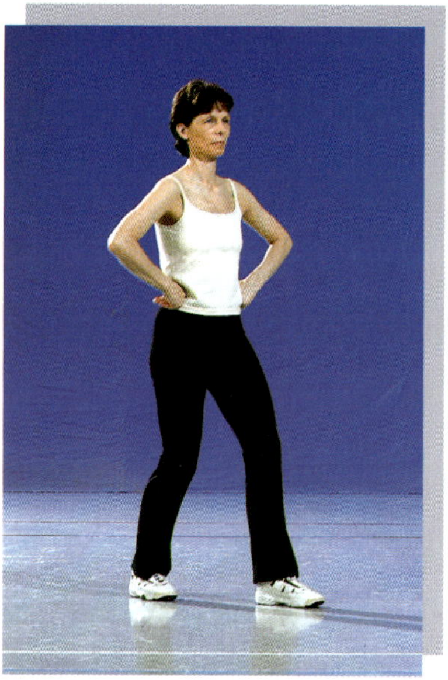

Dreierschritt (Cha-Cha-Cha) 2 Beats

Dieser Schritt wird zusammengesetzt aus drei kleinen, kurzen Schritten seitwärts (seit-ran-seit), wobei der rechte Fuß belastet zur Seite gestellt, der linke Fuß herangestellt und der rechte Fuß wieder belastet zur Seite aufgestellt wird. Diese Bewegung können Sie ebenso nach vorne oder hinten ausführen (sprich: Cha-Cha-Cha).

Beachte:

- **Hüfte zeigt in Bewegungsrichtung.**

Drehschritt (Pivotturn) 4 Beats

Einen Pivotturn können Sie leichter erlernen, wenn Sie bereits den ‚Mambo' kennen, da er sich aus diesem Schritt entwickelt.

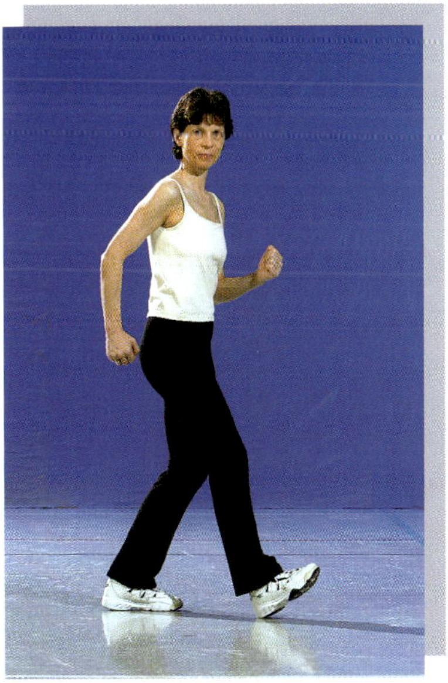

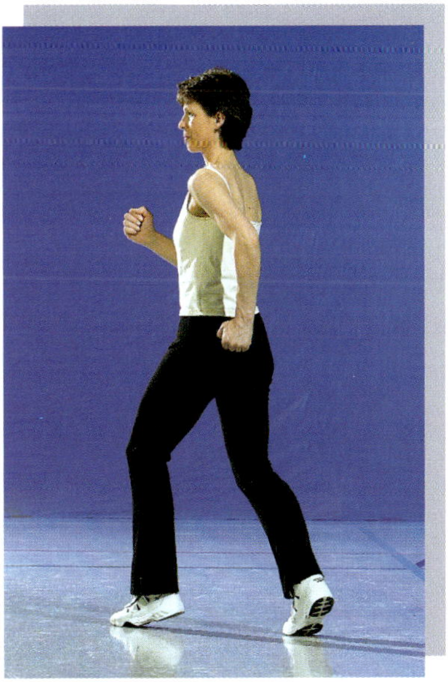

Zunächst setzen Sie den rechten Fuß nach vorne auf und rollen ihn von der Ferse her ab. Danach führen Sie auf beiden Füßen eine halbe Drehung zur offenen Körperseite (links) aus, setzen dann den rechten Fuß wieder nach vorne auf, rollen ab, führen erneut eine halbe Drehung zur linken Seite aus.

Die Drehung kann auch auf dem linken Bein begonnen werden.

Beachte:

- **Ein Fuß bleibt immer auf einer Stelle und der andere bewegt sich um ihn herum.**
- **Oberkörper aufrecht lassen.**
- **Immer auf den Fußballen drehen.**
- **Kniegelenke leicht gebeugt.**

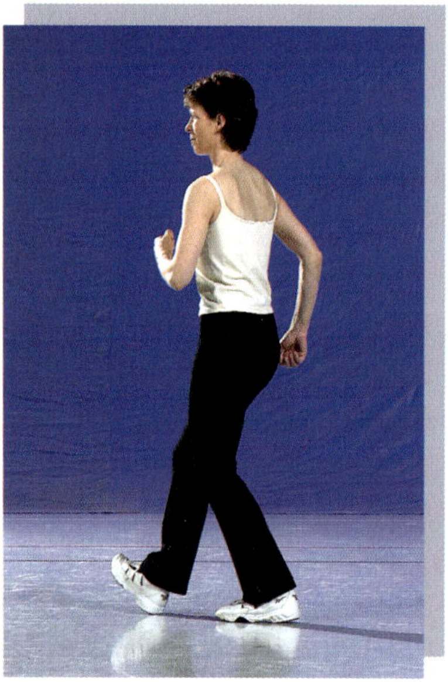

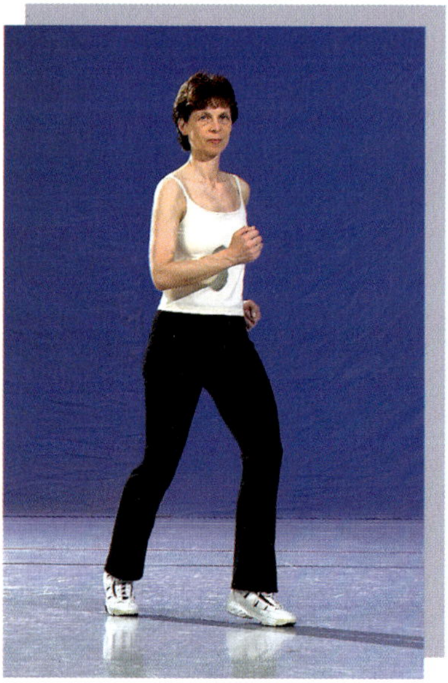

Step-Aerobic – Kondition und Power

3 Was Sie über Step-Aerobic wissen sollten!

Step-Aerobic ist der Aerobictrend der 90er Jahre und hat inzwischen zahlreiche Freunde gefunden. Auch Männer nutzen dieses Fitnessangebot, das seinen Ursprung, wie Aerobic, ebenfalls in den USA hat.

Ausgangspunkt bildeten therapeutische Gesichtspunkte. Ging es doch darum, ein geeignetes Trainingsgerät zu entwickeln, an dem alltagsnah die Beinmuskulatur, besonders im Kniegelenkbereich, auch nach Verletzungen trainiert werden kann. Was lag näher, als das Prinzip des Treppensteigens in einer geeigneten Form zu modifizieren? Das Step wurde erfunden, wissenschaftliches Knowhow vor allem von Reebok entwickelt und ein weltweiter Fitnesstrend begann sich durchzusetzen.

Das Trainingsprogramm baut auf den aerobischen Grundlagen auf und ist ein gelenkschonendes Low Impactprogramm. Die Bewegung vollzieht sich an einer höhenverstellbaren Plattform, dem Step. Durch das Hinauf- und Herabsteigen von diesem Gerät wird das Herz-Kreislauf-System beansprucht und zusätzlich erfolgt eine intensive Kräftigung der Muskulatur, besonders im Beinbereich.

Energiegeladene Musik verleiht diesem Training den notwendigen Schwung und die Motivation.

Diese Gründe sind es auch, die Step-Aerobic für die 50 plus-Generation attraktiv und interessant machen.

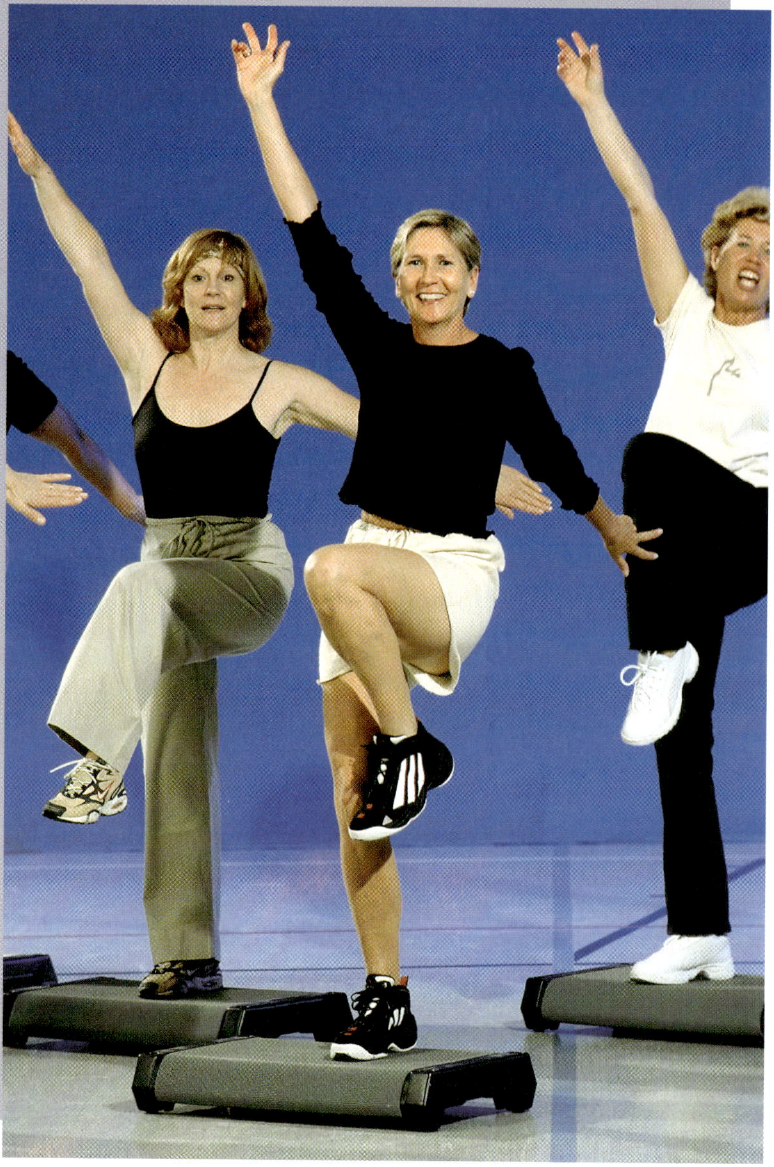

Ein gutes Step-Brett basiert auf dem Prinzip des höhenverstellbaren Baukastensystems. Drei verschiedene Tritthöhen werden durch einen verstellbaren Unterblock (seitliches Fußteil) möglich. Damit ist gesichert, auf unterschiedliche Fitnesslevel und unterschiedliche Körpergrößen eingehen zu können. Ein zweites Qualitätskriterium stellen rutschfeste Bodenelemente und Auftrittsflächen dar sowie die Möglichkeit, mit Zusatzgeräten am Step (z.B. Tubes) zu trainieren.

Step von World Fitness-Promotion empfiehlt sich mit seinen Maßen 75 x 45 cm und einer Höhendifferenzierung zwischen 12 cm, 18 cm und 24 cm besonders für die Altersgruppe 50 plus.

3.1 Aufbau eines Step-Aerobicprogramms

Ein ausgewogenes Step-Aerobicprogramm besteht im Allgemeinen aus fünf Phasen. Die Bewegungsauswahl in den einzelnen Phasen sollte kein ‚Zufallprodukt' sein, sondern muss sorgfältig ausgesucht und effektiv eingesetzt werden. Ausgehend von einem 60-minütigen Trainingsprogramm gliedert sich der Stundenaufbau folgendermaßen:

Warm-up	**10-15 Minuten** **Aufwärmphase**
Cardiophase	**20-25 Minuten** **erste Belastungsphase** **Herz-Kreislauf-Training**
Cool down I	**5 Minuten** **Regenerationsphase**
Workout	**10 Minuten** **zweite Belastungsphase** **Muskelkräftigung**
Cool down II	**10-15 Minuten** **Stretching und Entspannungsphase**

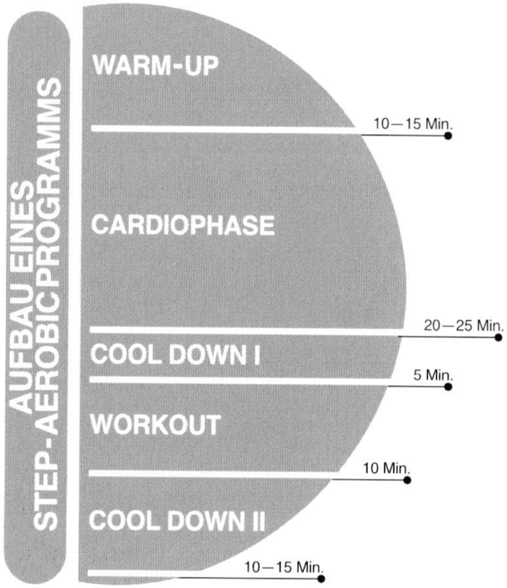

Abb. 15: Aufbau eines Step-Aerobicprogramms

Warm-up (Aufwärmphase) 10-15 Minuten

Ziele

Das Warm-up ist auch im Step-Aerobicprogramm ein absolutes Muss. Ziel der Aufwärmphase ist es, den Körper auf die nachfolgenden Belastungen vorzubereiten und dadurch Verletzungen vorzubeugen.

In der Aufwärmphase sollte systematisch der Kontakt zum Step hergestellt werden, um die Teilnehmer an die Stephöhe bzw. das neue Trainingsgerät zu gewöhnen. Zu berücksichtigen ist, ob es sich um einen ersten Kontakt mit dem Step handelt, oder ob die Gruppe bereits über Vorerfahrungen verfügt. Der Blickkontakt zum Step und die zusätzlichen Anweisungen des Übungsleiters sind eine Aufgabe, die zu Beginn nicht einfach ist, da sie doppelte Konzentration erfordert.

Inhalte

In der Aufwärmphase ist es wie immer wichtig, dass ein hoher Anteil der Gesamtmuskulatur unseres Körpers bewegt wird. Gelenkisolationsübungen gehören genauso zum Pflichtinhalt, wie Bewegungsinhalte, die sich an den in der Cardiophase vorgesehenen Bewegungsmustern orientieren. Der Bewegungsradius ist anfänglich klein und gering und steigert sich im Verlauf des Aufwärmens. Im ersten Drittel der Aufwärmphase wird ohne Step gearbeitet, danach sollte das Step mit einbezogen werden. Dies geschieht durch einfache Bewegungen, wie vier Schritte auf dem Step gehen, vier Schritte am Boden, Heel Dig auf dem Step und so gewöhnen sich die Teilnehmer an das Step.

Musikempfehlung

Die ersten Musiktitel sind sehr entscheidend für die Stundenatmosphäre. Der Übungsleiter muss sie sorgfältig auswählen und dabei ganz besonders auf die Vorlieben der Gruppe eingehen. Die Musik zum Warm-up sollte unbedingt einen auffordernden Charakter haben und eine gewisse Gelöstheit vermitteln. Empfohlen wird eine Geschwindigkeit von 120-128 bpm.

Cardiophase (Ausdauerteil) 20-25 Minuten

Ziele

In diesem Stundenabschnitt geht es in erster Linie darum, die Verbesserung der Herz-Kreislauf-Leistungsfähigkeit zu trainieren. Beachtet werden muss, dass es durch die Auf- und Abbewegung am Step sehr viel schneller zu einer Steigerung des Pulses kommt. Die Teilnehmer sollen lernen, ihre Schrittfrequenz sowie die Trittsicherheit zu trainieren. Damit verbessern sie auch ihre Reaktions- und Orientierungsfähigkeit.

Inhalte

Es werden Grundschritte aus dem Step-Aerobicprogramm erarbeitet, die zunächst ohne, dann mit verschiedenen Armbewegungen, Schritt für Schritt zu einer Bewegungsfolge zusammengesetzt werden. Step-Aerobic erfordert eine wesentlich höhere Konzentration, weil ständig ein formaler Höhenunterschied überwunden werden muss, der gewöhnungsbedüftig ist. Die Schrittverbindungen sollten nicht zu lang und von der Koordination her nicht zu kompliziert sein. Sobald Teilnehmer die Trittfläche nicht mehr mit dem ganzen Fuß sicher treffen, oder mit dem Fuß gegen und nicht auf das Step treten, lässt die Konzentration nach. In diesem Moment sollten Sie als Übungsleiter die Belastung reduzieren.

Tipp

Verbinden Sie Schritte am Step mit Basicschritten auf dem Boden.

Musikempfehlung

Um die Bewegungsmotivation zu verstärken, wird die Musik nun dynamischer und schneller als in der Aufwärmphase. Der Musikcharakter sollte nach Möglichkeit den Bewegungscharakter unterstützen.

Empfehlenswert ist eine Geschwindigkeit von 115-125 bpm.

Cool down I (Abkühlphase) 5 Minuten

Ziele

In der ersten Regenerationsphase kommt es darauf an, die Belastung bis zu einem Puls von ca. 120 Schlägen/Minute zu reduzieren. Hierdurch wird eine sichere Kreislaufstabilisierung, psychische Entspannung und Zufriedenheit als wichtige Voraussetzung für die nächste Phase bewirkt.

Inhalte

Die ausgewählten Bewegungsmuster im Cool down I sind einfach und sollten bekannt sein. Dafür eignen sich Wiederholungen von Schrittkombinationen aus der Aufwärmphase oder vom Beginn der Cardiophase. Die Teilnehmer erinnern sich hier sehr schnell und erkennen so die Geschlossenheit des Stundenbildes. Keinesfalls sollte der Teilnehmer sich in eine Ruhesituation (Hinsetzen oder Legen) begeben, damit es nicht zu einem rapiden Abfall des Herz-Kreislauf-Systems kommt.

Musikempfehlung
Rhythmische, fließende, aber ruhigere Musik.
Empfohlen wird eine Geschwindigkeit von 110-120 bpm.

Workout (Kräftigungsteil) 10 Minuten

Ziele
Auf der Verbesserung der Muskelkraftausdauer durch ein gezieltes und systematisches Muskeltraining liegt der Schwerpunkt dieser Phase. Gezielte Übungen wirken muskulären Dysbalancen entgegen, um gleichzeitig die Körperhaltung zu verbessern. Trainiert wird in einer Wiederholungszahl, die zur Verbesserung der Muskelkraftausdauer erforderlich ist. Empfehlenswert sind einfache Übungen mit hoher Wiederholungszahl, ca. 16-32 pro Übung. Alle Hauptmuskeln werden im Verlauf eines mehrwöchigen Trainings angesprochen, da dies aufgrund der Kürze der Zeit während einer Trainingsstunde nicht möglich ist.

Inhalte
Kräftigungsübungen im Workout können sowohl statisch (Haltearbeit) als auch dynamisch (in der Bewegung) ausgeführt werden. Priorität sollte die dynamische Muskelkräftigung haben, da derartige Bewegungen dem Alltagsgeschehen näher kommen und sinnvoller sind. Das Step bietet hier eine ungeheuere Vielfalt an Einsatzmöglichkeiten. Möglich ist es, in Bauch- oder Rückenlage oder sitzend auf und mit dem Step zu arbeiten. Dafür eignen sich bekannte Übungen aus dem Aerobic-Workout, z.B. zur Kräftigung der Gesäß-, Bauch-, Arm- und Schultermuskulatur. Weiterhin kann das Step als Unterstützungsfläche für Beine oder Hände genutzt werden. Geeignete Übungsformen sind z.B. der ‚Crunch' oder auch

Liegestützvariationen. Mit dieser Unterstützung kann die Belastung gesteigert oder reduziert werden. Eine weitere Version ist die Nutzung des Steps als Zusatzgerät für die Armkräftigung. In körpernahen Positionen wird das Step angehoben und durch Bicepscurlbewegung oder Lateralzüge wie ein Handgerät benutzt. Zusätzlich besteht die Möglichkeit, kleine Gewichte (Heavy Hands) oder Widerstandgeräte (Physioband oder Tube) mit einzusetzen, um das Workout interessant und abwechslungsreich zu gestalten.

Musikempfehlung

Betonte, gleichmäßige Musik.
Empfohlen wird eine Musikgeschwindigkeit von 110-120 bpm.

Cool down II (Stretching- und Entspannungsphase) 10-15 Minuten

Ziele

Genauso wichtig wie das Warm-up ist das Cool down am Ende der Stunde, wo das Bewegungsprogramm sanft beendet wird und der Körper allmählich zur Ruhe kommt. Beanspruchte Muskeln werden durch Stretching gedehnt und die Beweglichkeit in den Gelenken verbessert. Stretchtraining, richtig ausgeführt, bewirkt insgesamt eine allgemeine physische und psychische Entspannung.

Inhalte

Stretchingübungen stellen die Hauptinhalte des zweiten Cool downs. Einen ersten wichtigen Pflichtdehnbereich bildet die Wadenmuskulatur bzw. die hintere Beinmuskulatur. Eine sichere Dehnposition ist dafür die so genannte ‚Ausfallposition'. Bei dieser ist ein Fuß auf das Step aufgestellt und das zu dehnende Bein wird auf den Boden in einem entsprechenden Abstand nach hinten gestreckt. Die Ferse ist am Boden fest aufgestellt. Weiterhin ist es sinnvoll, die vordere Oberschenkelmuskulatur und die Brustmuskulatur (Aufrichten der Brustwirbelsäule) zu dehnen. Während der Dehnposition ist immer wieder auf eine gleichmäßige Atmung zu achten. Diese verstärkt den Entspannungseffekt. Gehen Sie so weit in die Dehnposition, bis Sie einen leichten Zug, aber keinen Schmerz, im zu dehnenden Muskel spüren. Wichtig ist es, die Übungen in bequemer und entspannter Position und mit viel Ruhe und Konzentration auszuführen. Das Step bietet auch hier die Möglichkeit der Unterstützung und Intensivierung und sollte auf alle Fälle in die Stretchingübungen mit einbezogen werden.

Musikempfehlung
Ruhige, entspannte Musik ohne Beatbetonung. Besonders geeignet sind Instrumentalstücke, da der Übungsleiter nicht gegen den Text im Lied ansprechen muss und seine Anweisungen so leiser und ruhiger geben kann.

3.2 Sicherheitsregeln

Für die Sicherheit im Training geben wir Ihnen die folgenden Tipps:

1. Überprüfung der Standfestigkeit des Steps vor Trainingsbeginn.
2. Festlegung der persönlichen Stephöhe.
3. Funktionsgerechtes Schuhwerk mit guter Dämpfung und Stabilisierung des Fußgelenks.
4 Ständigen Blickkontakt zum Step halten.
5. Nie mit dem Rücken zum Step auf- und absteigen.
6. Beim Auf- und Absteigen immer relativ nah am Step bleiben (etwa eine Fußlänge).
7. Beim Aufsetzen des Fußes darauf achten, dass Fußspitze und Ferse nicht über die Stepkante hinausragen.
8. Grundsätzlich den ganzen Fuß auf das Step aufsetzen.
9. Keine Drehbewegung auf dem belasteten Bein ausführen.
10. Step rückengerecht heben und tragen.

3.3 Ausgangspositionen

Ausgangspositionen definieren das Verhältnis des Übenden zum Step und geben Auskunft darüber, von welchem Standort die Bewegung begonnen oder fortgesetzt wird. Das hat Bedeutung für einen fließenden Choreografieablauf und eine gleiche räumliche Orientierung der Teilnehmergruppe.

Die klassischen Ausgangspositionen werden kurz vorgestellt:

Ausgangsposition: von vorne

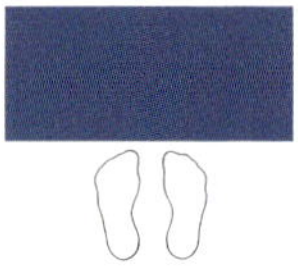

Ausgangsposition: von oben

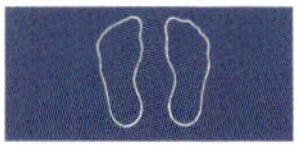

Ausgangsposition: von der Seite

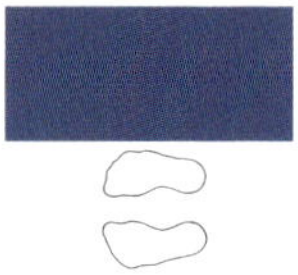

Ausgangsposition: von der Ecke

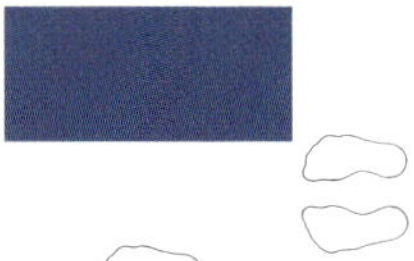

Ausgangsposition: aus der Grätsche

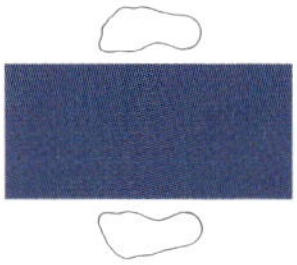

Ausgangsposition: vom Ende

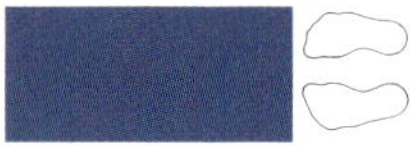

3.4 Step-Aerobic Basicschritte

Step-Aerobic verfügt, ähnlich wie Aerobic, über eine international akzeptierte Fachsprache, die es dem Übungsleiter erlaubt, sich schneller und präziser verständlich zu machen. Die folgende Schrittbeschreibung führt daher immer den englischen Begriff an, die deutsche Bezeichnung ist in Klammern beigefügt.

Üblicherweise wird der Fuß genannt, der zuerst auf das Step steigt. Die Übungen sollten im gleichen Maße rechts und links ausgeführt werden.

Beinführungen:

- **Einseitige Beinführung (Single Lead Step).**
- **Abwechselnde Beinführung (Alternating Lead Step).**
- **Single Lead Step: Der gleiche Fuß führt immer den Schritt an.**
- **Alternating Lead Step: Jeder neue Schritt beginnt mit dem anderen Fuß.**

Die physiologische Körperhaltung ist die Grundlage für ein gesundheitsförderndes Step-Aerobictraining. Die beste Unterrichtshilfe bietet eine gute Eigendemonstration durch den Übungsleiter.

Körperhaltung

Scheitel zur Decke, Schultern zurück, Gesäß anspannen, Knie leicht gebeugt, Kniegelenke nicht überstrecken, Gewicht gleichmäßig auf beide Beine verteilen, Füße parallel aufstellen, Rücken gerade halten. Vom Fußgelenk aus kann der ganze Körper leicht

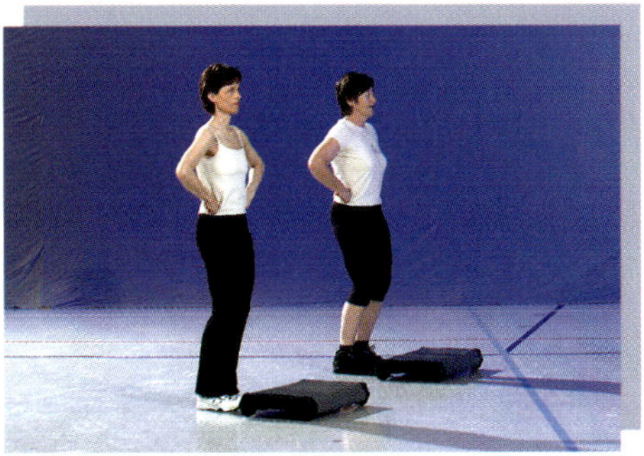

nach vorne orientiert werden, das belastete Knie sollte nicht über 90° gebeugt werden.

Technik der Bewegungsausführung
Beim Aufsteigen auf das Step zuerst Fußballen aufsetzen und dann über die Ferse abrollen, die Knie dabei leicht gebeugt lassen.

Beim Absteigen vom Step zuerst Fußballen aufsetzen und danach über die ganze Fußsohle abrollen.

Basicschritte in der Übersicht

Bezeichnung	Beats
Basic Step	4
V-Step	4
Step Tap	4
Over the Top	4
Tap up – Tap down	4
Knee-Lift	4
Leg Curl	4
Lift Step	4
Side Leg Lift	4
V-Turn	4

Mit der Bewegungsbeschreibung werden wichtige technische Hinweise zu den Basicschritten gegeben. Beachtenswert ist für das Step-Training, dass die jeweilige Ausgangsposition für die Füße genau beschrieben werden muss.

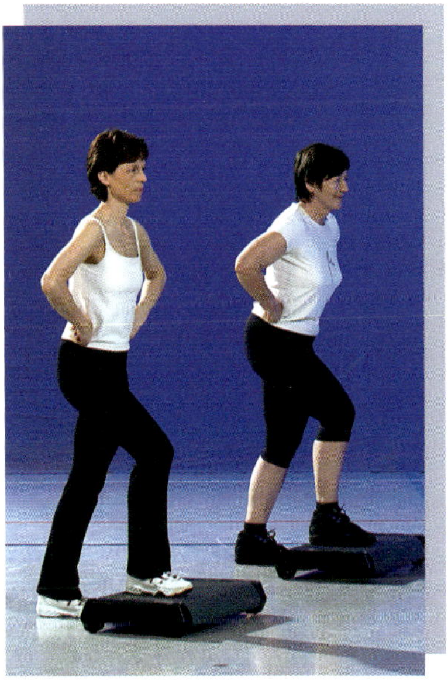

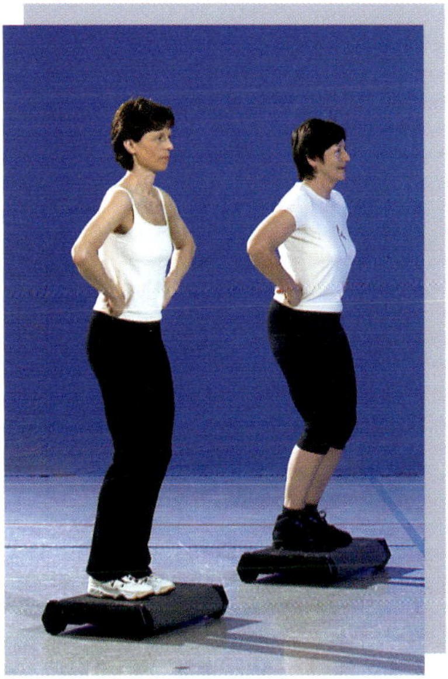

Grundschritt (Basic Step)

Ausgangsposition:

Von vorne (Front).

Ausführung:

Stellen Sie den rechten Fuß auf das Step und anschließend den linken Fuß etwa hüftbreit daneben. Anschließend stellen Sie die Füße wieder nacheinander auf den Boden zurück.

Variante:

Soll dieser Schritt im Wechsel mit dem rechten bzw. linken Fuß beginnend ausgeführt werden, so muss beim letzten Schritt die Fußspitze unbelastet am Boden aufgetippt werden.

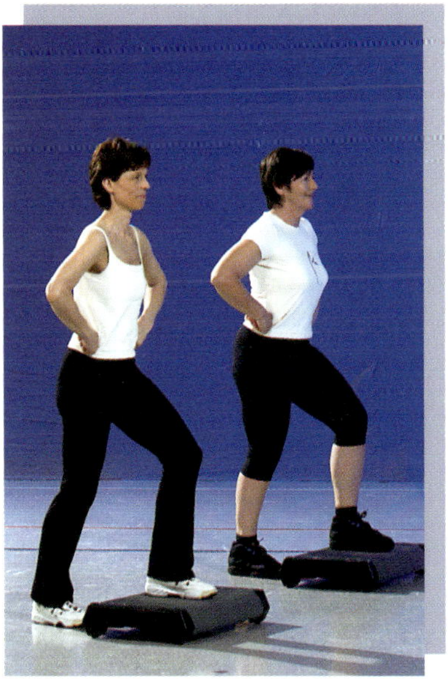

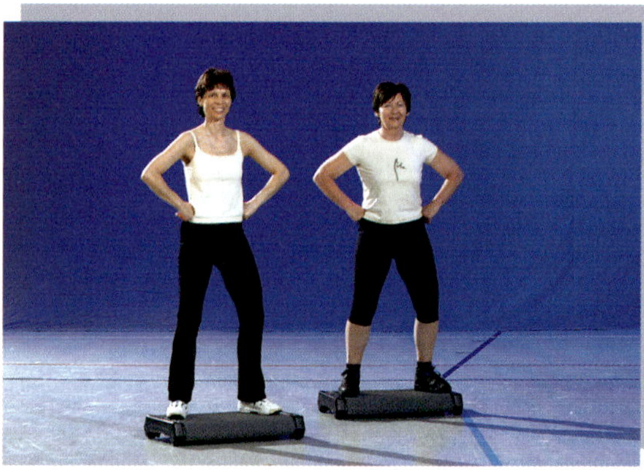

V-Schritt
(V- Step) 4 Beats

Ausgangsposition:
Von vorne (Front).

Ausführung:
Die Schrittfolge bzw. das Aufsetzen der Füße beginnen Sie in der gleichen Reihenfolge wie beim Basicstep. Die Füße werden jedoch auf dem Brett weiter auseinander und auf dem Boden wieder parallel aufgestellt. Ihre Füße gehen somit ein V, bei dem der breite Abschnitt auf dem Brett, die Spitze des Vs auf dem Boden beschrieben wird.

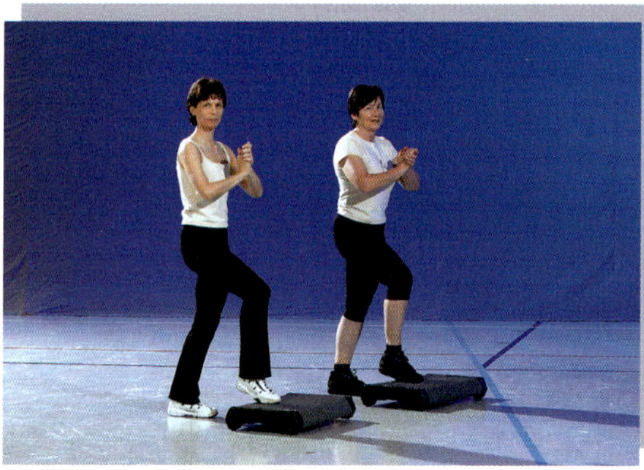

Auftippen
auf das Step
(Step Tap)
2 Beats

Ausgangsposition:
Von vorne (Front).

Ausführung:
Aus der Grundposition tippt ein Fuß auf das Step und wird anschließend wieder auf den Boden zurückgestellt.

Über das Step (Over the Top) 4 Beats

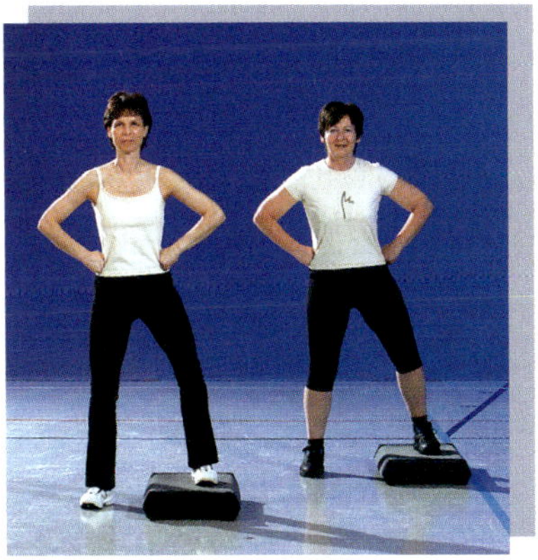

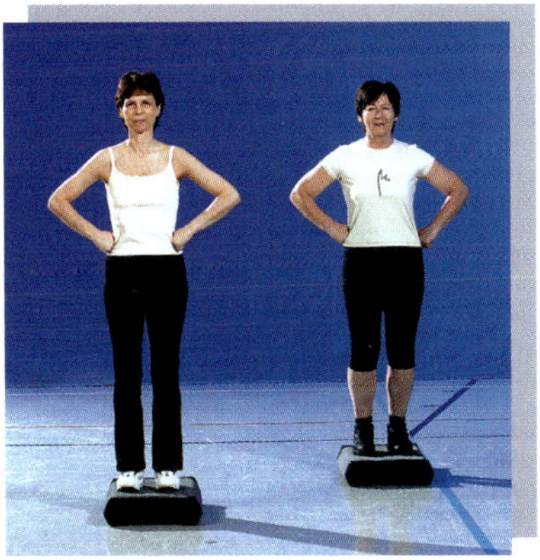

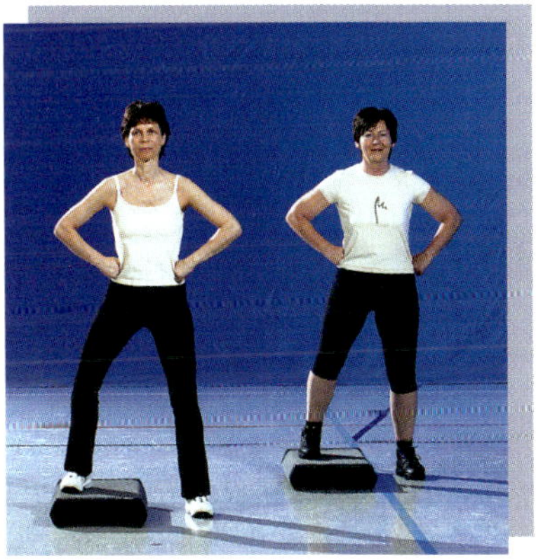

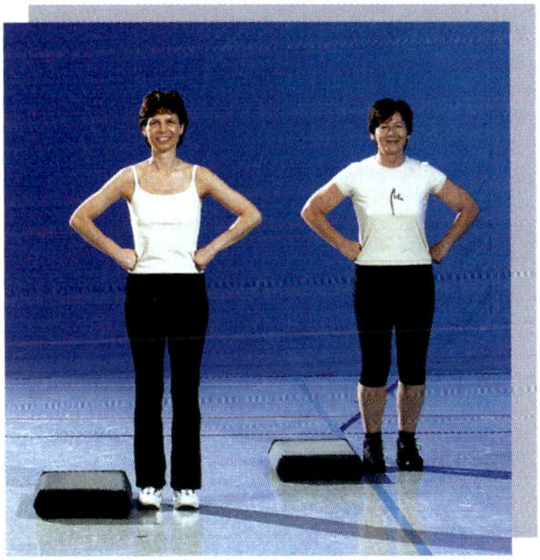

Ausgangsposition:
Von der Seite (Side), rechte Schulter zeigt zum Step.

Ausführung:
Den rechten Fuß mit Gewichtsbelastung auf das Step stellen, den linken Fuß danebensetzen, danach steigen Sie mit dem rechten Fuß nach rechts seitlich ab und stellen den linken Fuß daneben ab. Anschließend machen Sie den gleichen Bewegungsablauf mit dem linken Fuß beginnend zurück.

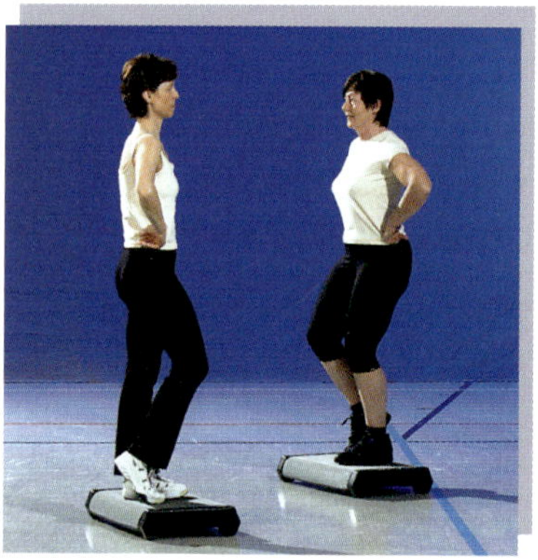

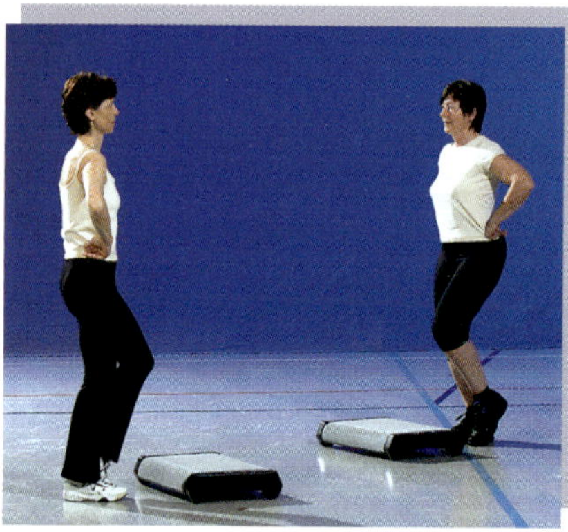

Schrittvariante auf das Step (Tap up – Tap down) 4 Beats

Ausgangsposition:

Von der Seite (Side).

Ausführung:

Den rechten Fuß stellen Sie mit der ganzen Fußsohle auf das Step, anschließend tippen Sie mit der linken Fußspitze unbelastet neben dem rechten Fuß auf das Step. Nun stellen Sie den linken Fuß wieder auf den Boden zurück und den rechten Fuß ebenso.

Knie heben (Knee-Lift) 4 Beats

Ausgangsposition:

Von vorne (Front).

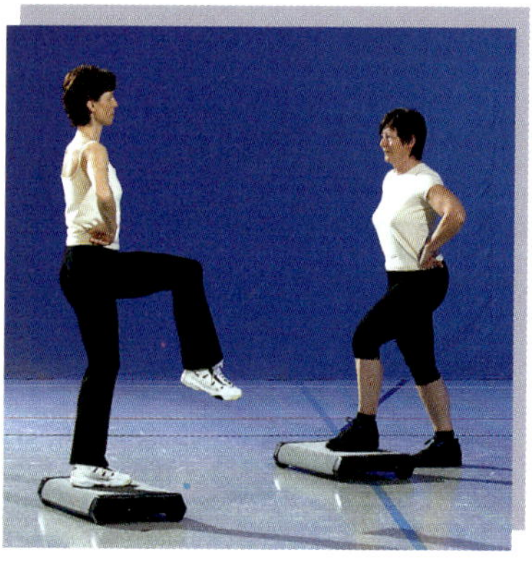

Ausführung:

Mit dem rechten Fuß auf das Step steigen und dabei das linke Bein (Spielbein) in einem Winkel von 90° nach vorne angebeugt heben. Das Knie sollte maximal bis Hüfthöhe geführt werden. Danach wird das linke Bein wieder fest auf den Boden zurückgestellt und das rechte Bein daneben abgesetzt.

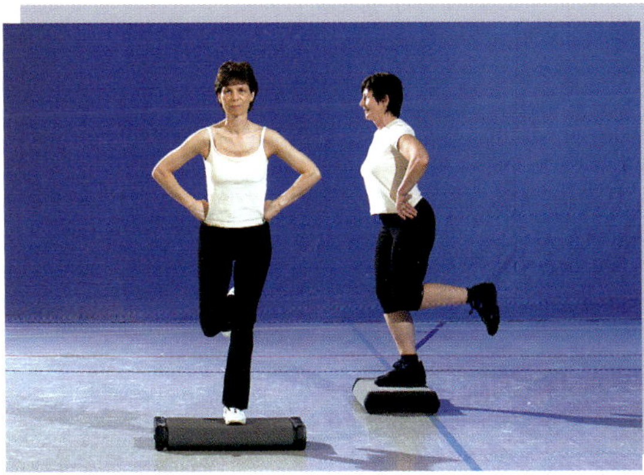

Anfersen (Leg Curl) 4 Beats

Ausgangsposition:
Von vorne (Front).

Ausführung:
Die Schritte werden wie beim Knee-Lift ausgeführt, mit dem Unterschied, dass Sie nun das Spielbein im Kniegelenk beugen und die Ferse zum Gesäß ziehen.

Langer Beinlift (Lift Step) 4 Beats

Ausgangsposition:
Von vorne (Front).

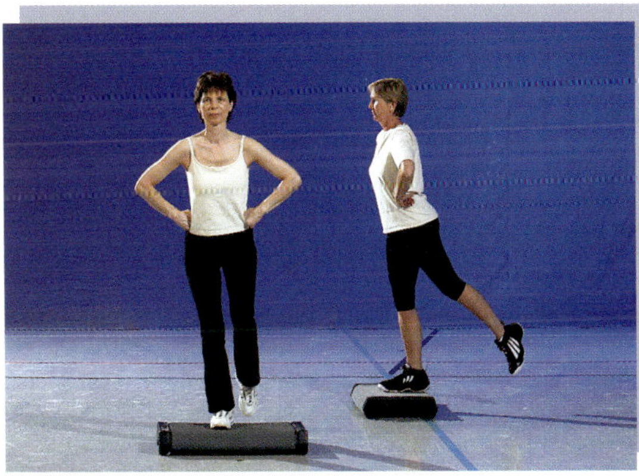

Ausführung:
Einen Fuß stellen Sie auf das Step und mit einer Gewichtsverlagerung des Körpers nach oben und vorne, heben Sie das gestreckte Spielbein nach hinten an. Dabei müssen Sie im Rücken stabil bleiben und dürfen nicht überstrecken.

Seitlicher Beinlift (Side Leg Lift) 4 Beats

Ausgangsposition:
Von der Seite (Side).

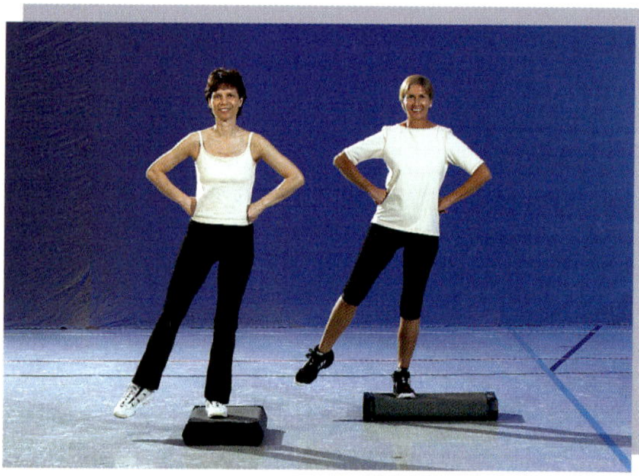

Ausführung:
Das stepnahe Bein wird auf das Step gestellt und das Spielbein dabei gleichzeitig seitlich abgespreizt. Der Oberkörper bleibt dabei aufrecht. Danach führen Sie Ihr Spielbein seitlich auf den Boden zurück und stellen das andere Bein unbelastet daneben.

V-Schritt mit Drehung (V-Turn) 4 Beats

Ausgangsposition:
Von der Seite (Side).

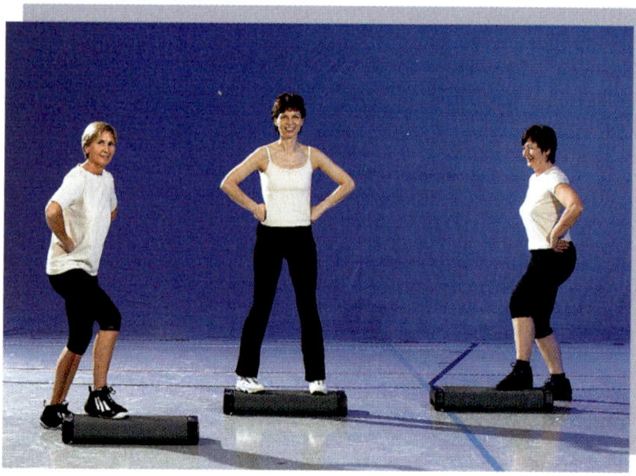

Ausführung:
Den inneren (z.B. rechten) Fuß auf das Step stellen, dabei die Fußspitze leicht diagonal zur Front drehen. Den äußeren (linken) Fuß nun ebenfalls auf das Step stellen, Füße und Körper sind beide zur Front gedreht. Drehen Sie nun weiter, indem Sie den rechten Fuß seitwärts auf den Boden stellen. Der linke Fuß beendet den Turn auf dem Boden.

Veränderungen:

Räumliche Variante (Travelling): Unter ‚Travelling' verstehen wir die Ausnutzung der Eckpunkte bzw. der seitlichen Begrenzungen. Hierbei können mit dem Spielbein unterschiedliche Bewegungen ausgeführt werden, wie z.B. ‚Curl' oder ‚Lift' oder ‚Tap'.

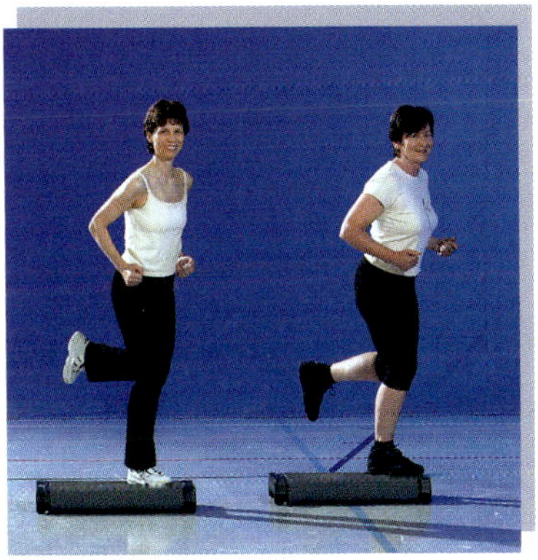

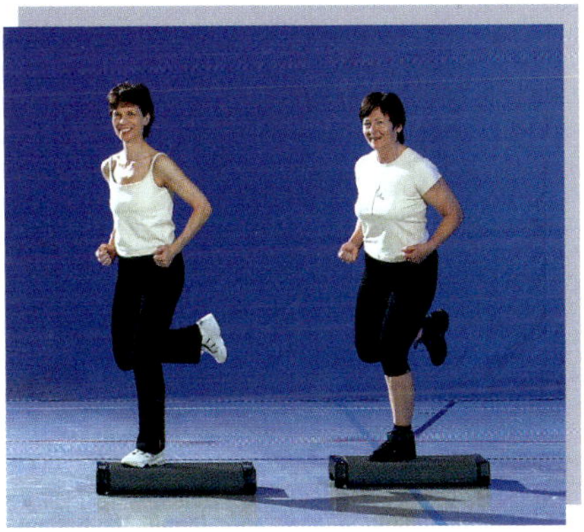

Wiederholer (Repeaters):

Ein ‚Repeater' kann von allen Ausgangspositionen am Step ausgeführt werden. Das Spielbein wiederholt die vorgegebene Bewegung (‚Lift', ‚Curl' oder ‚Knee') 3-5-mal.

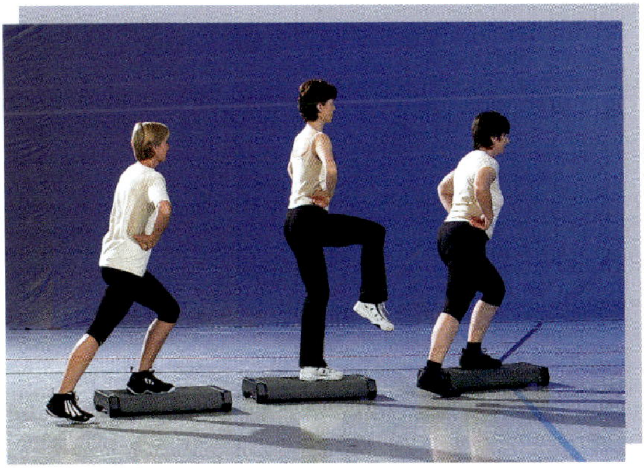

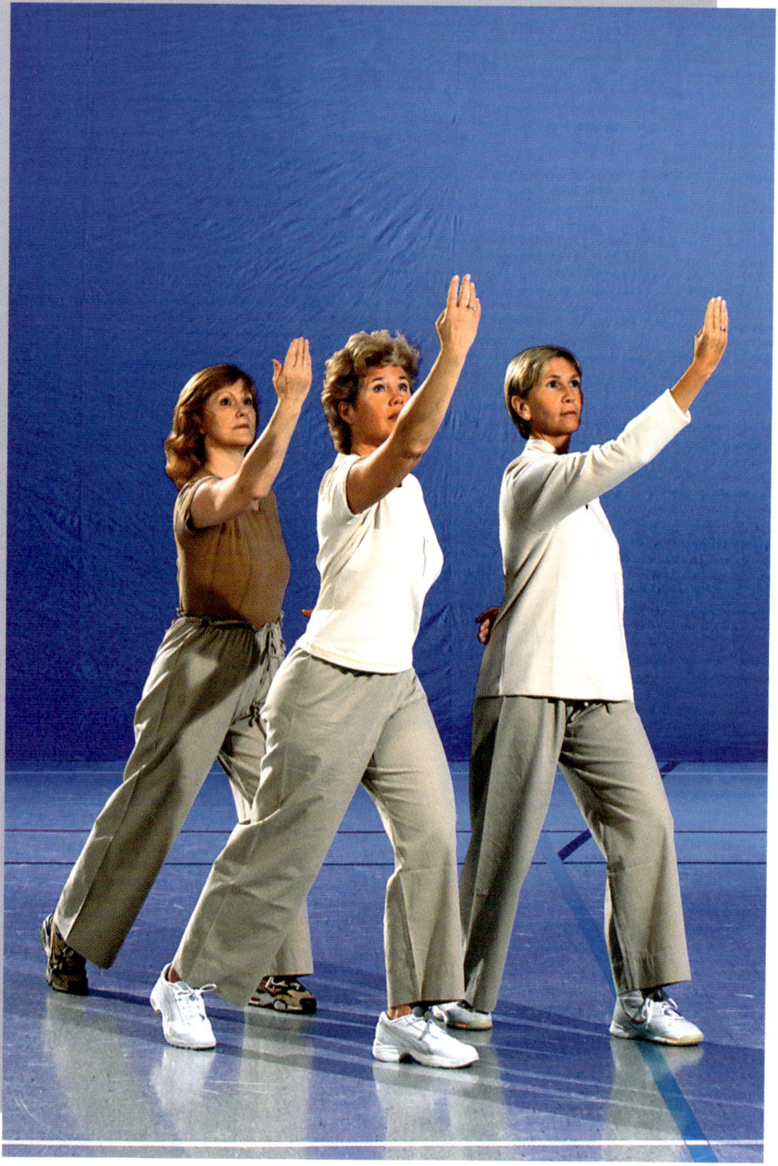

Tai-Chi-Aerobic – das sanfte Fitnessfeeling

4 Was Sie über Tai-Chi-Aerobic wissen sollten!

Aerobic, der moderne Fitnessklassiker wird mit Elementen einer alten fernöstlichen Bewegungskunst kombiniert. Diese Aerobicvariante wurde Mitte der 90er Jahre entwickelt. Die Widersprüchlichkeit der beiden ‚Bewegungskulturen' führte vorerst zu kontroversen Meinungen unter den Fachleuten. Die Praxis beweist jedoch gerade das Gegenteil. Tai-Chi-Aerobic ist ein ganzheitliches Fitnessprogramm, dessen optimale Mischung aus Herz-Kreislauf-Training, Muskelkräftigung und aktiver Entspannung mit den Elementen aus Fernost angenehme positive Wirkungen auf das körperliche und geistige Wohlbefinden mit sich bringt.

Tai-Chi-Aerobic ist ein ausgewogenes Bewegungsprogramm für Körper – Geist – und Seele.

Um die Sinnhaftigkeit des Programms zu verstehen, sind an dieser Stelle einige wenige Erklärungen zu Tai-Chi angebracht.

Tai-Chi ist eine chinesische Bewegungskunst mit jahrhundertelanger Tradition. Sie umfasst drei Aspekte: Meditation, Gesundheitsvorsorge und die Selbstverteidigung. Die Bewegungen im Tai-Chi sind immer fließend und niemals gegen den Körper gerichtet. Ziel ist es, den Zusammenhang von Körper und Geist kennen zu lernen und die gegenseitige Beeinflussung zu spüren. Bereits sehr früh fand man in China durch vielerlei Beobachtungen heraus, dass es neben den bereits bekannten Energieleitbahnen (Arterien-, Venen-, Lymph- und Nervenbahnen) noch andere Leitbahnen gibt, die der normale Mensch nicht sehen, sondern nur fühlen kann. Wir bezeichnen sie als ‚Meridiane'. In ihnen zirkuliert das ‚Qi', unsere Lebensenergie. Sammelpunkt für das ‚Qi' ist das ‚Dantian'. Es liegt unterhalb des Bauchnabels, im Körperzentrum. Hier sammelt sich das ‚Qi' und von hier strömt es auch wieder aus. Um gesund zu bleiben, müssen die beiden entgegengesetzten Pole ‚Yin' (steht für passiv, kühl, weiblich) und ‚Yang' (aktiv, warm, männlich) im Einklang sein.

‚QiGong' heißt im einfachen Sinne ‚Energieübungen' und steht als Oberbegriff für die unterschiedlichsten Methoden, Körper, Geist und Seele in Einklang zu bringen. Die Übungen sind hier recht einfach gehalten, damit sie jeder leicht nachvollziehen kann. Durch sie wird der Stoffwechsel angeregt, das Herz-Kreislauf-System aktiviert und eine geistige Frische erreicht.

Das Wesentliche der Tai-Chi-Übungen ist, dass diese ohne Kraftanstrengung und nach Möglichkeit im Zeitlupentempo ausgeführt werden sollten. Die langsam und bewusst ausgeführten Bewegungen fördern die tiefe Bauchatmung und somit die Aufnahme von Luft. Sie sind umso wirkungsvoller, je mehr sie dem Atemrhythmus angepasst sind. Die entspannte Haltung fördert die Blutzirkulation und den Stoffwechsel. QiGong-Übungen unterstützen die Aufrichtung der Wirbelsäule und wirken somit Fehlhaltungen entgegen. Gelenke werden sanft gefordert.

Ein weiterer Effekt ist die positive Wirkung auf das Nervensystem, indem diese Übungen beruhigend auf den Geist und wohltuend auf die Seele wirken. QiGong-Übungen können von jedem erlernt werden. Aus der Entwicklungsgeschichte heraus werden für die Übungen oftmals Namen aus der Natur und dem Tierreich verwendet – auch das ist ein Ausdruck der fernöstlichen Bewegungskultur, die sich an den Grundsätzen der Natur in einem starken Maße orientiert. Eine entsprechende Einführung in einfache Bewegungsformen, die am Ende des Kapitels aufgeführt sind, und die dann auch im Tai-Chi-Aerobicprogramm angewendet werden können, sollen Ihnen den Einstieg dazu erleichtern.

Das Tai-Chi-Aerobicbewegungsprogramm berücksichtigt und nutzt die positiven Grundsätze des Tai-Chi. In den einzelnen spezifischen Phasen des Bewegungsprogramms werden grundsätzlich die Übungen harmonisch miteinander verbunden. Atmung und Bewegung werden bewusst koordiniert, sie bilden das Bestimmende der Bewegungsausführung. Das Ziel besteht darin, unsere Kraft noch effektiver einzusetzen.

Ziele von Tai-Chi-Aerobic

- **Harmonisieren und Optimieren von Bewegungen.**
- **Mehr Gelassenheit und Wohlbefinden.**
- **Steigerung der Lebensfreude.**
- **Verbesserung der allgemeinen aeroben Ausdauer.**
- **Kräftigung der inneren Organe.**
- **Steigerung der allgemeinen Widerstandsfähigkeit im Alltag.**

Tipp

Tai-Chi-Aerobic ist ein ganzheitliches Bewegungsprogramm, in dessen Mittelpunkt die Balance von Körper, Geist und Seele steht.

4.1 Aufbau eines Tai-Chi-Aerobicprogramms

Der Aufbau des Tai-Chi-Aerobicprogramms ist in seinen Grundsätzen identisch mit einem Aerobicfitnessprogramm, d.h. es besteht ein Fünfphasenmodell. In den Hauptphasen Warm-up, Cardiophase, Cool down I, Workout und Cool down II werden jeweils die Spezifiken des Programms inhaltlich umgesetzt.

Aufwärmphase: 10 Minuten

Vorübungen: QiGongklopfmassage (Abklopfen der Körpermeridiane): einfache QiGongübungen.
Warm-up: Den Körper optimal auf die bevorstehende Belastung nach dem Aerobicprinzip vorbereiten.

Cardiophase: 20-25 Minuten

Herz-Kreislauf-Training mit Aerobicschritten unter Einbeziehung von typischen Armführungen aus dem QiGong ausschließlich Lowimpact.

Cool down I 5 Minuten

Regeneration.

Workout 10 Minuten

Kräftigung für ausgewählte Muskelgruppen.

Cool down II 10-15 Minuten

Dehnungsübungen für die Muskulatur, die im Hauptteil besonders beansprucht wurden und Übungen aus dem QiGong.

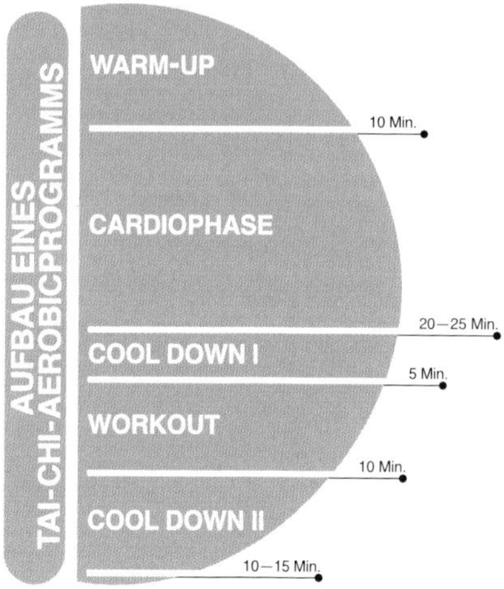

Abb. 16: Aufbau eines Tai-Chi-Aerobicprogramms

Aufwärmphase: 10 Minuten

Ziele

Das Aufwärmen ist auch hier ein absolutes Muss, was unter zweierlei Aspekten erfolgen sollte. Zum einem ist eine psychische Einstimmung auf die fernöstliche Bewegungskultur zu erreichen und zum anderen geht es um die Sicherung der physiologisch erforderlichen Aktivierung der Muskeln, Gelenke, des gesamten Körpers.

Inhalte

Eine Besonderheit der Aufwärmphase in diesem Programm ist eine fachliche Zweiteilung. Zu Beginn wird unser Körper mit einer Energieklopfmassage aus dem QiGong aktiviert. Wir klopfen unseren Körper nach dem Meridianverlauf ab, um die Energie freizusetzen, die wir für die darauf folgenden Übungen nutzen können. Im Anschluss daran üben wir in ruhiger Form ausgewählte QiGongübungen, um Atmung und Grundhaltung zu verbessern und erlangen dadurch ein intensiveres Körpergefühl. Eine Hauptübung ist dabei die Übung ‚das Qi wecken'. Erst danach setzt das Aufwärmtraining ein, wie es im Aerobicprogramm (Mobilisation, Isolation, Ganzkörperbewegungen usw.) bekannt ist.

Musikempfehlung

Beginn mit fernöstlichen Musikmotiven, die dann in eine sanfte, moderne Aufwärmmusik übergehen sollten.

Cardiophase: 20-25 Minuten

Ziele

Anliegen dieser Trainingsphase ist es, ein Herz-Kreislauf-Training nach den aerobicspezifischen Grundsätzen zu erreichen. Die Intensität soll bei 60% max. 70% der individuellen Herzfrequenz liegen.

Inhalte

Aerobicschritte werden zu kleinen, nicht allzu komplizierten Kombinationen zusammengefügt. Bewegungsformen aus dem QiGong können stilisiert mit in den Kombinationen verarbeitet werden. Jedoch muss eingeschränkt werden, dass derartige Varianten nur eine formale Nutzung bedeuten und nicht dem eigentlichen Sinn entsprechen.

Musikempfehlung

Für das Cardiotraining wird geeignete Aerobicmusik benutzt, die dem Nonstopprinzip gerecht wird, deren Stimmungsbild sollte jedoch nicht zu konträr sein.

Cool down I (Abkühlphase) 5 Minuten

Ziele

Zurücknahme der Belastung und Sicherung einer Kreislaufstabilität.

Inhalte

Einfache Bewegungsmuster aus dem Cardiotraining werden im reduzierten Tempo ausgeführt und durch Atemübungen aus dem QiGong ergänzt.

Musikempfehlung

Hier empfiehlt sich wiederum das Einspiel von fernöstlichen Melodien.

Workout 10 Minuten

Ziele

Mit dem in dieser Phase geplanten Muskeltraining wird der Schwerpunkt besonders auf eine Verbesserung der Kraftausdauer ausgewählter Muskelgruppen gelegt. Das heißt, es wird primär mit dem eigenen Körpergewicht trainiert, um somit möglichst viele Wiederholungen für den jeweiligen Muskelbereich zu ermöglichen.

Inhalte
Das Muskelkraftausdauertraining berücksichtigt vor allem die Muskelgruppen des Rückens, Schulter, Bauch und Gesäß. Sie können im Stand oder als Bodenübungen auf der Matte ausgeführt werden.

Musikempfehlung
Die Musik hat in dieser Phase eine untergeordnete Rolle. Sie hat ein mittleres Tempo und sollte eine langsame und korrekte Ausführung der Kräftigungsübungen auf jeden Fall unterstützen.

Cool down II 10-15 Minuten

Ziele
Eine weitere Absenken des Trainingspulses in die Nähe des Ruhepulses sowie das Nachdehnen der belasteten Muskelregionen sind die Hauptziele der letzten fünf Minuten des Trainingsprogramms.

Inhalte
Wie bereits bei der Aufwärmphase ist für das Cool down II eine fachliche Zweiteilung sinnvoll. Unmittelbar nach dem Muskeltraining schließt sich eine Nachdehnphase an, die die Muskulatur in den ‚Pflichtdehnbereichen' entsprechend dehnt. Die dynamische Dehntechnik sorgt für ein sanftes Körpertraining, das auch gleichzeitig die nachfolgende Entspannungsphase mental einleitet.

Schwerpunkt der Entspannungsphase bilden ausgewählte QiGong-Übungen, die im Übungskatalog dargestellt sind. Den Abschluss des Bewegungsprogramms bilden wiederum die QiGongatemübungen vom Beginn der Stunde. Damit schließt sich unser Energiekreis und wir beenden unsere Übungsstunde entspannt und mit neuer Kraft.

Musikempfehlung
Fernöstliche Musik mit Entspannungscharakter oder instrumentale, neutrale Entspannungsmusik.

4.2 QiGongübungen

Für die Durchführung des Tai-Chi-Aerobicprogramms werden die Grundschritte der klassischen Aerobic und Basisübungen des QiGong benötigt. Die Aerobicschritte sind im vorangegangenen Kapitel vorgestellt worden. Jetzt erhalten Sie einen Einblick in leicht nachvollziehbare QiGong-Übungen. Während bei den Aerobicübungen die Körperspannung wichtig ist, unterliegen die Bewegungsformen aus dem QiGong etwas anderen Gesichtspunkten. Der Schwerpunkt in der Bewegungsausführung orientiert sich am ‚persönlichen Wohlfühlen' und an dem Grundsatz ‚unten fest und oben leicht'. Entsprechende Gelenkstellungen fördern den freien Qi-Fluss. Die Atmung hat bei den QiGongübungen eine grundlegende Bedeutung. Es wird unterschieden in die natürliche Atmung und in die ‚Qi-Atmung'. Die natürliche Atmung ist die Bauchatmung, die leider viele Menschen verlernt haben. Die Bauchatmung ist eine fließende Atembewegung ohne Kraftanstrengung bis in den Bauchraum. Sichtbares Zeichen dafür ist das Heben und Senken der Bauchdecke, was durch das Auflegen der Hände in Höhe des Bauchnabels erspürt werden kann. Vertiefen wir diese Atmung, kommt es zur Entspannung der Schulter- und Nackenmuskulatur und zur Beruhigung des Herzschlages.

Bei der Qi-Atmung wird der Unterbauch mit aktiviert. In der Einatmungsphase zieht sich der Unterbauch knapp über dem Schambein etwas ein und die Wirbelsäule richtet sich leicht dabei auf. Auch bei dieser Technik können die Hände erspürend und helfend wirken, indem sie übereinander auf dem Unterbauch aufgelegt werden.

Tipp

Das Ausführungstempo aller QiGong-Übungen ist betont langsam. Ruhige, entspannende Musik kann diesen Übungsverlauf begleiten.

Alle Übungen werden mindestens dreimal durchgeführt. Jeder Teilnehmer arbeitet in seinem eigenen Atemrhythmus.

Die Bewegung soll von der Atmung gesteuert werden, nicht die Atmung von der Bewegung.

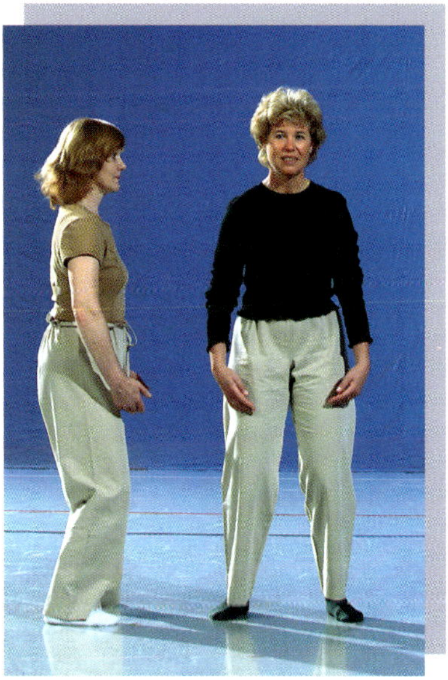

QiGonggrundhaltung

Beginnen wir mit der Grundhaltung im Stehen.
Die Füße sind hüftbreit geöffnet. Hüft-, Knie- und Fußgelenke stehen in einer gedachten Linie übereinander. Die Knie sind leicht gebeugt und der Rücken befindet sich in einer normalen Haltung, wobei das Gefühl entstehen sollte, dass die Wirbelsäule gerade ist. Die Schulter- und Nackenmuskulatur ist entspannt und das Brustbein

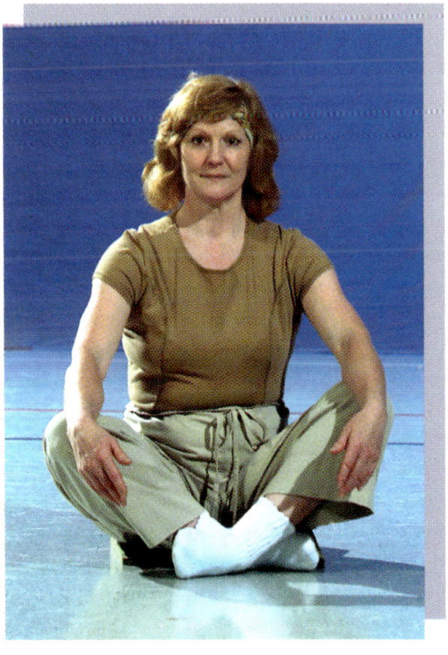

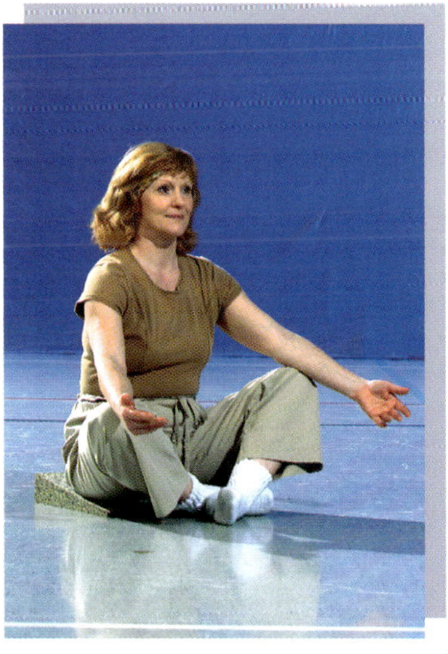

aufgerichtet. Die Halswirbelsäule und der Kopf befinden sich in einer aufrechten Stellung, es entsteht das Gefühl, dass ein Faden den Kopf in eine aufrechte Position zieht. Die Arme sind leicht gebeugt und in einer entspannten Haltung, die sich bis in die Finger hinein spüren lässt. Zum Üben sollte diese Körperposition oft eingenommen werden.

Die Grundhaltung im Sitzen ist in mehreren Varianten möglich, so bieten sich der Knie- oder Fersensitz und der Schneider- oder Lotussitz an. Wichtig ist bei allen Sitzvarianten, eine entspannte Haltung der Wirbelsäule sowie der Schulter- und Nackenmuskulatur zu erreichen.

Eine der wichtigsten Übungen, die auch gleichzeitig die innere Grundhaltung verdeutlicht, ist das *innere Lächeln*. Mit dieser Übung sollten Sie das Bewegungsprogramm beginnen, aber auch persönliche Alltagsbelastungen meistern. Ausgedrückt wird damit eine wohlwollende Einstellung zu sich selbst und zu den Menschen, zu dem Umfeld, in dem man sich bewegt.

Das innere Lächeln

Schließen Sie die Augen und spüren Sie Ihren Atem. Ziehen Sie nun Ihre Stirn in Falten, als ob Sie über etwas Anstrengendes nachdenken müssen. Dabei werden Sie spüren, dass Ihr Atem für einen Moment stockt. Entspannen Sie nun Ihr Gesicht und lächeln Sie in sich hinein. Spüren Sie nun Ihrem Atem nach und fühlen Sie, wie er sich verändert, wieder ruhig und gleichmäßig wird und wie entspannt Sie sich danach fühlen.

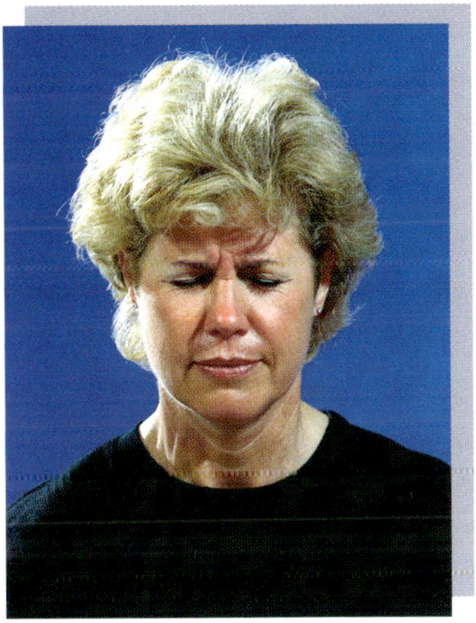

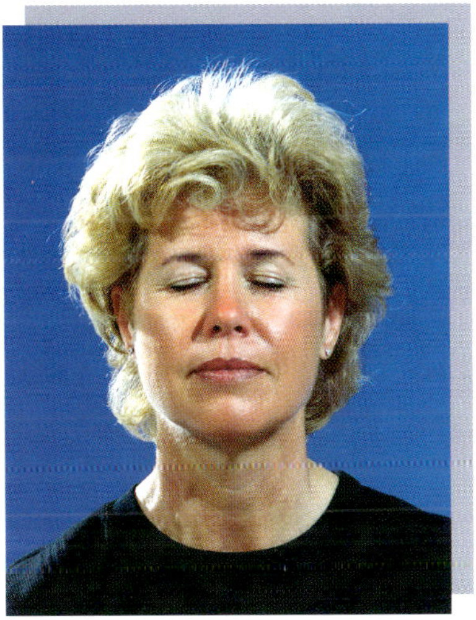

Abklopfen

Übung zum Erlernen des Meridianverlaufs und der Energieanregung

Die Füße stehen ca. hüftbreit auf dem Boden, der linke Arm wird nach vorne gestreckt, die Handfläche zeigt dabei nach oben. Mit der rechten Hand klopfen wir nun den Verlauf der Yinmeridiane ab. Hierbei mit der ganzen Handfläche an der linken Brust beginnen, am Innenarm abwärts bis zu den Fingerspitzen. Der Arm wird nun so gedreht, dass die Handfläche nach unten zeigt und wir klopfen den Verlauf der Yangmeridiane entlang, die hier vom Außenarm bis zur Schulter gehen.

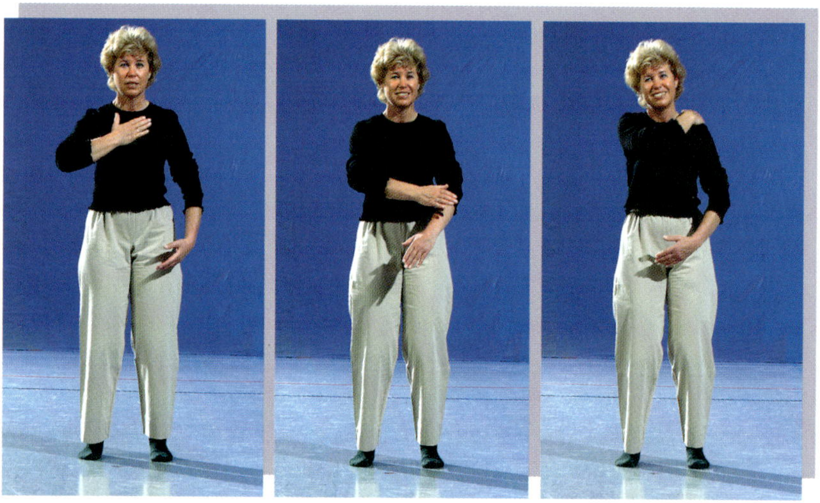

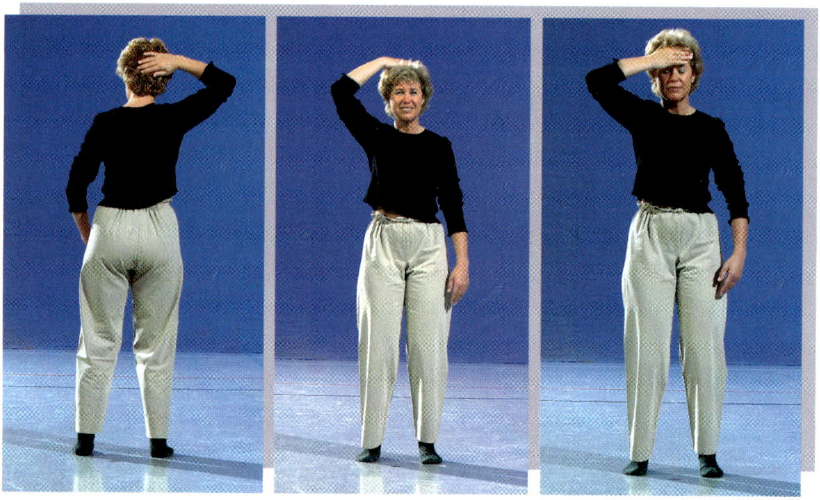

Nun einige Male kräftig gegen die Nackenmuskulatur klopfen, um eventuelle Spannungen zu lösen.

Danach klopfen wir mit der Hand einmal auf den Hinterkopf, einmal auf den Scheitel und einmal auf die Stirn. Die ganze Übung wird seitenverkehrt wiederholt. Nun werden beide Handflächen so

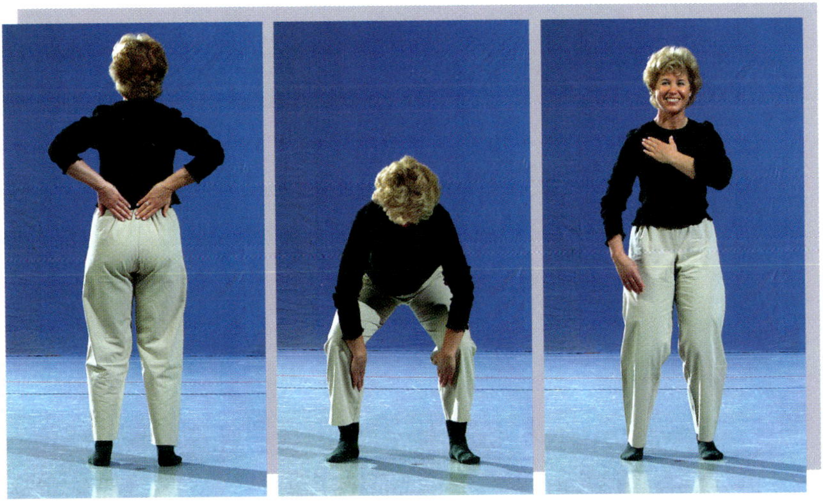

hoch wie möglich an den Rücken gelegt und der Verlauf der Yangmeridiane abgeklopft. Dies geht über die Außenseite der Beine abwärts, bis zu den Fersen. Anschließend von vorne über die Innenseite der Beine aufwärts, die Yinmeridiane entlang bis zur Brust. Von hier wird diagonal von der linken Brust zum rechten Fußrücken und von der rechten Brust zum linken Fußrücken abgeklopft. Wie fest geklopft wird, entscheidet jeder selbst.

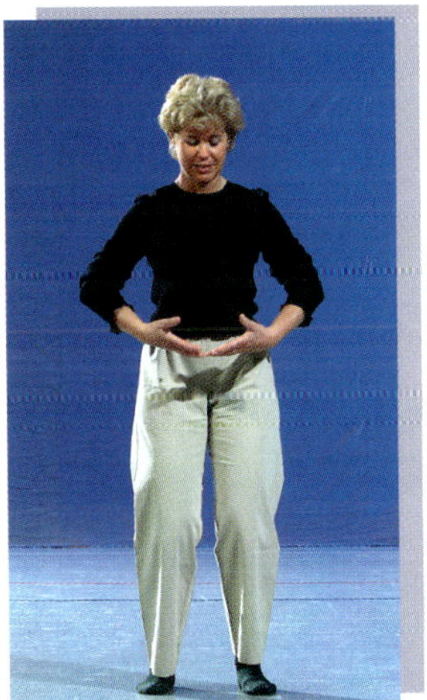

Wirkung

- **Dieses Klopfen lenkt das Qi durch unseren ganzen Körper, erweitert die kleinen Blutgefäße im ganzen Körper und aktiviert die Muskeln. Das Klopfen auf den Kopf regt die Tätigkeit der Hirnzellen an und fördert somit die Konzentration für die nachfolgenden Übungen.**

Wecke das Qi

Ausgangsstellung ist die QiGonggrundhaltung.

Während dem Einatmen heben Sie die gestreckten Arme langsam vor dem Körper bis in Schulterhöhe an, die Hände sind dabei völlig entspannt. Hände und Unterarme werden nun in eine Linie gebracht und während Sie ausatmen, die Ellbogen langsam sinken lassen. Wenn die Ellbogen einen Tiefpunkt erreicht haben, sinken auch die Hände und Unterarme ganz nach unten zurück. Knie gleichzeitig locker lassen.

Wirkung

- **Diese Übung reguliert die Atmung und den Qi-Fluss und lockert die Gelenke in Armen und Beinen.**

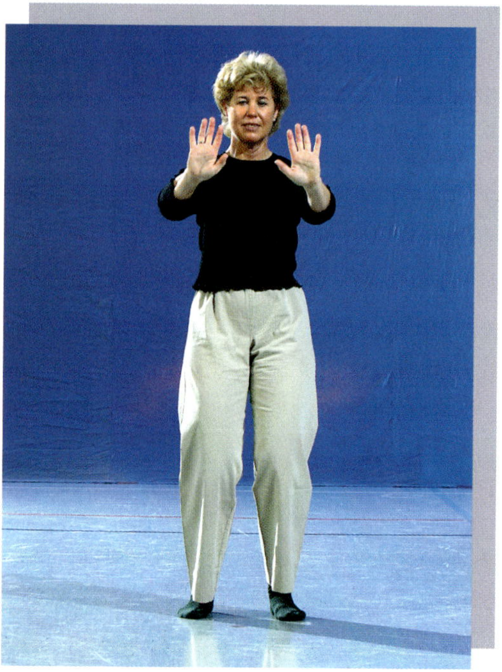

Die Brust öffnen

Ausgangsstellung ist die QiGonggrundhaltung.

Während dem Einatmen werden die Arme aus der Grundhaltung vor dem Körper in Schulterhöhe angehoben und zur Seite geöffnet. Mit der Ausatmung werden die Arme wieder nach vorn geführt und in entspannter Form gesenkt.

Wirkung

- **Der Brustraum wird geweitet, die Atmungsorgane günstig beeinflusst.**

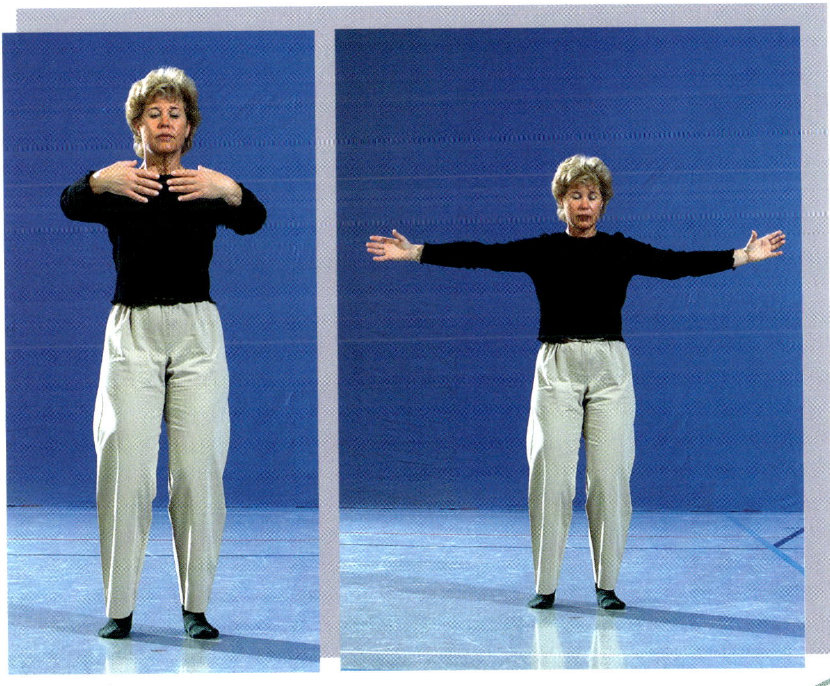

Einen Ball vor die Schulter heben

Leichte Grätschstellung.

Den Oberkörper nach links drehen, dabei die linke Hand mit dem Handrücken an die Lendenwirbelsäule legen. Gleichzeitig geht der rechte Arm in Schulterhöhe nach links oben (so, als würde man auf der Hand einen Ball balancieren) und wir atmen dabei tief ein. Bei der Drehbewegung dreht der linke Fuß auf der Ferse mit. Der rechte Fuß dreht auf dem Fußballen, die Ferse ist angehoben. Mit der Ausatmung wird die Bewegung langsam in die Ausgangsposition zurückgeführt und zur Gegenseite wiederholt.

Wirkung

- **Stärkt die Koordination und die aufrechte Körperhaltung.**

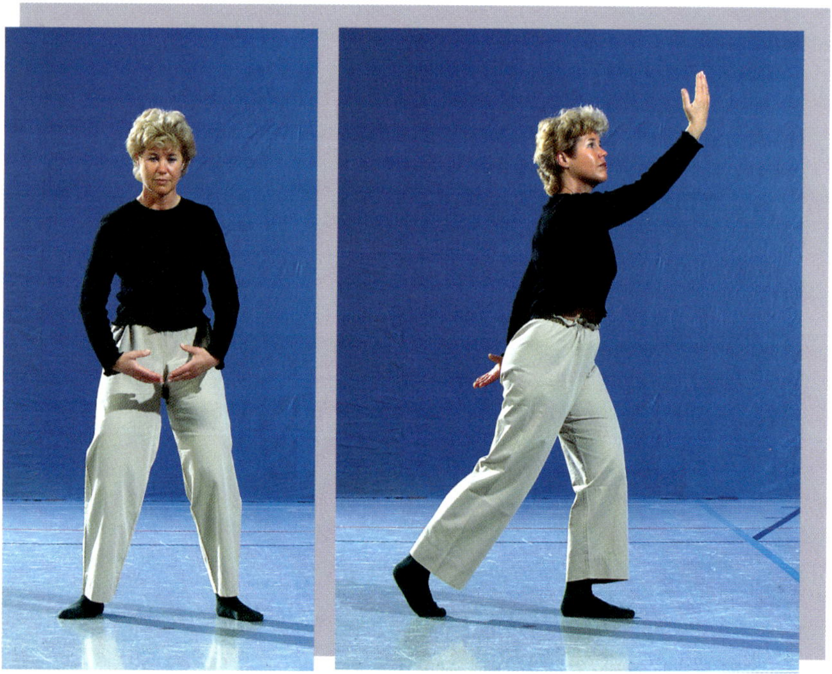

Den Ball prellen

Ausgangsstellung ist die QiGonggrundhaltung, wobei die Füße nur leicht geöffnet sind. Gewicht auf das rechte Bein verlagern und beim Einatmen gleichzeitig den rechten Arm und das linke Bein (angewinkelt und locker im Knie- und Fußgelenk) anheben, bis sie parallel zum Boden stehen. Arm und Bein mit der Ausatmung langsam wieder in die Ausgangsstellung zurückführen, so, als würden Sie einen Ball prellen. Die Übung auf der Gegenseite wiederholen.

Wirkung

- **Stärkt den Gleichgewichtssinn und kräftigt die Bein- und Rückenmuskulatur.**

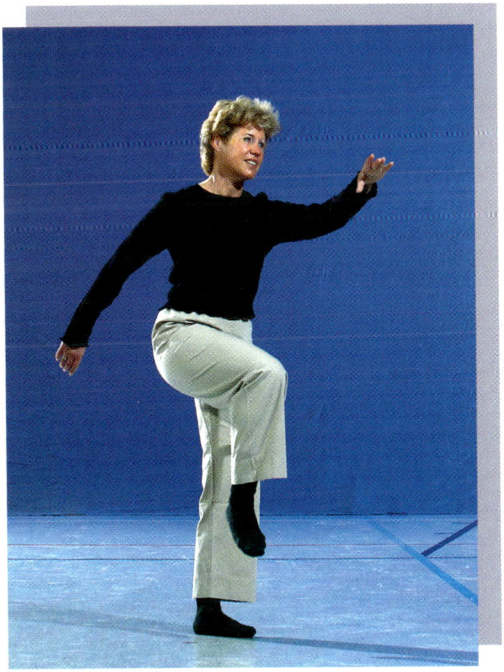

Wie eine Wildgans fliegen
Ausgangsstellung ist die QiGonggrundhaltung, die Füße etwa schulterbreit auseinander gestellt. Die Hände liegen in Höhe des Bauchnabels übereinander (Handrücken zeigt zum Boden). Mit dem Einatmen nun beide Arme seitlich anheben, bis die Handrücken sich über dem Kopf beinahe berühren. In einer kraftvoll schwingenden Bewegung die Arme wieder senken und ausatmen.

Wirkung

- **Vertieft die Atmung, löst Verspannungen in der Schulter und den Armen und trainiert das Gleichgewichtsgefühl.**

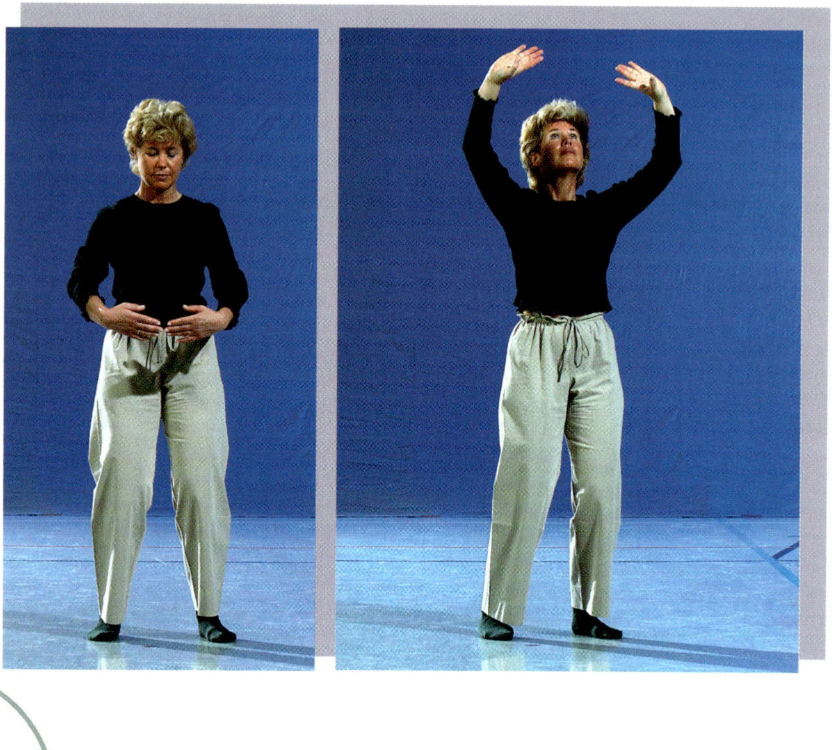

Den Bogen spannen

Leichte Grätschstellung. Mit dem Einatmen kreuzen Sie beide Unterarme vor der Brust, beide Hände sind locker zur Faust geschlossen. Der linke Arm wird nun betont langsam zur Seite geführt und dabei ausgeatmet. Spreizen Sie während dieser Bewegung Zeige- und Mittelfinger der linken Hand von der Faust ab und drehen Sie den Kopf ebenfalls nach links mit dem Blick auf die Fingerspitzen. Der rechte Ellbogen wird dabei gleichzeitig in Schulterhöhe gezogen. Stellen Sie sich vor, dass Sie in aller Ruhe einen Bogen spannen. Mit dem Einatmen die Unterarme wieder langsam vor der Brust kreuzen und mit dem Ausatmen ‚den Bogen zur anderen Seite spannen'.

Wirkung

- Dehnung und Stärkung des Oberkörpers.

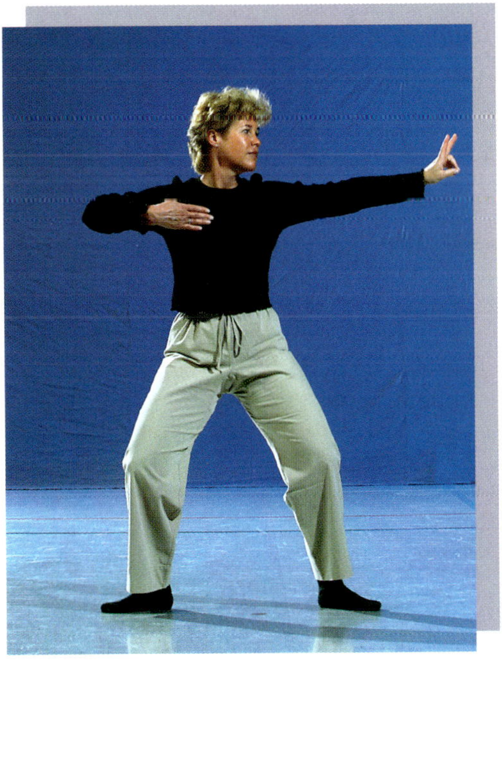

Die Lotosblüte öffnen

Ausgangsstellung ist die QiGonggrundhaltung, die Hände sind übereinander auf das Dantian (Körperzentrum im Bauchnabelbereich) gelegt.

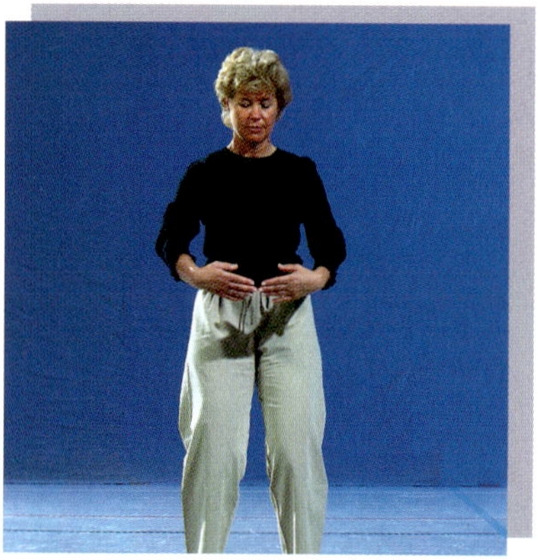

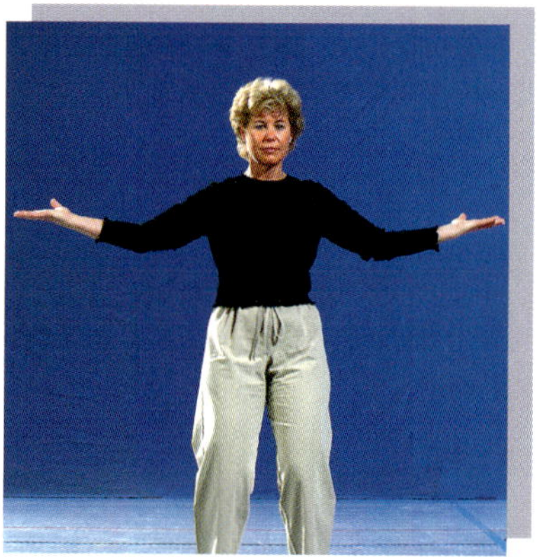

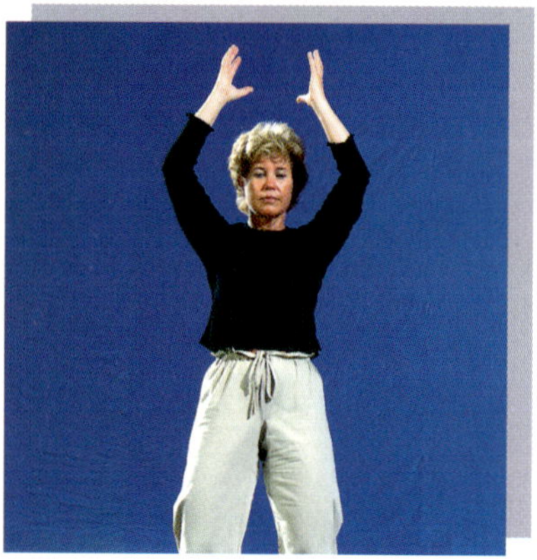

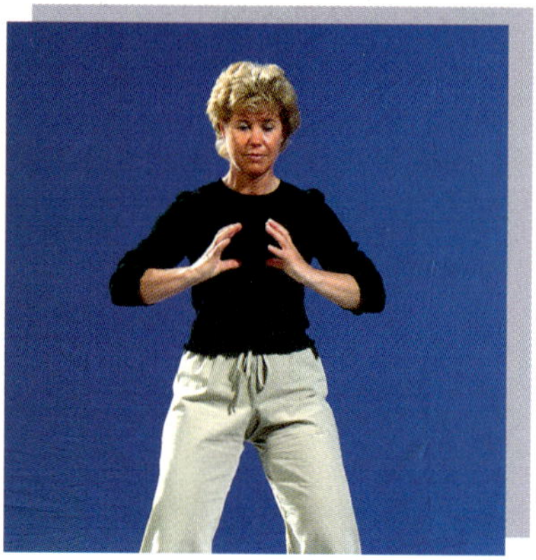

Führen Sie beide Arme in die Seithalte, die Hände sind geöffnet und atmen Sie dabei aus.

Mit dem Einatmen heben Sie die Arme seitlich nach oben, als wollten Sie einen Krug ergreifen, die Fingerspitzen zeigen nach oben.

Nun ziehen Sie diesen ‚Krug' vor Ihrem Gesicht körperabwärts bis vor die Brustmitte und atmen dabei aus.

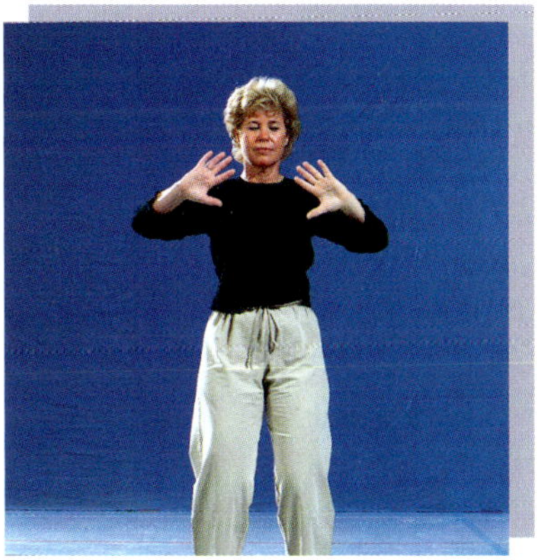

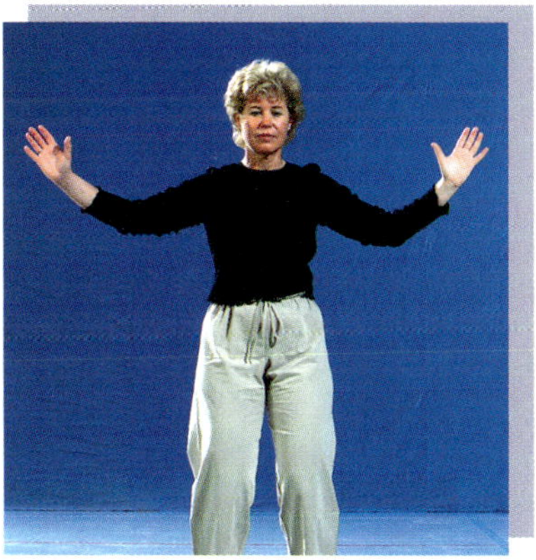

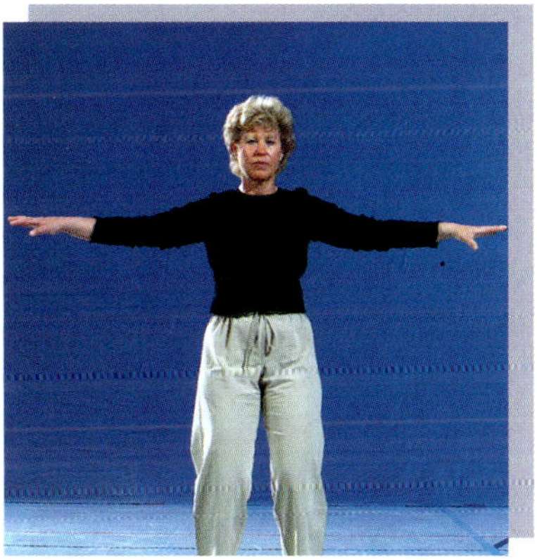

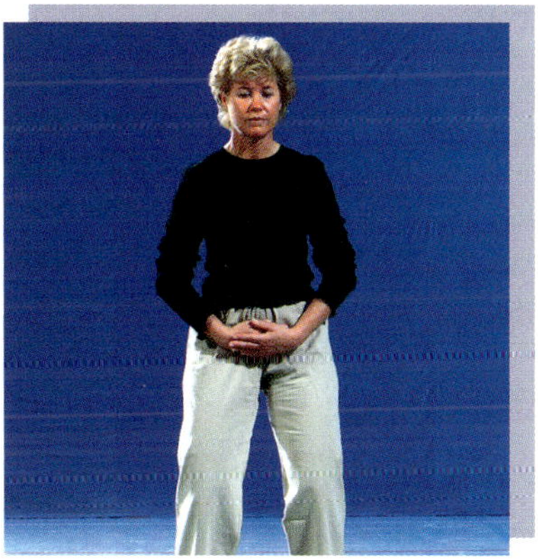

Stellen Sie sich nun vor, Sie hätten die Knospe einer Lotosblüte in Ihren Händen in Höhe des Herzens und atmen einige Male ruhig ein und aus.

Drehen Sie die Handflächen nach vorn mit der Vision, die Lotosblüte öffnet sich. Ziehen Sie die Arme mit den nach vorn gerichteten Handflächen zur Seite und atmen dabei aus.

Geben Sie sich das Gefühl, dass die Arme länger und immer länger werden. Die Finger zeigen zur Seite und die Handflächen nach unten. Ihr Atem fließt in Ihrem eigenen Rhythmus.

Mit einer schöpfenden Bewegung mit den Händen können Sie die Übung mehrfach wiederholen und die ‚Lotosblüte öffnen'.

Sie beenden die Übung, indem Sie nach dem letzten Öffnen der Lotosblüte mit dem Ausatmen die Hände langsam absenken und übereinander auf das Dantian legen und der Übung nachspüren.

Wirkung

- **Beruhigende Wirkung auf die Psyche, sie vertieft die Atmung und dehnt die Brustmuskulatur.**

Energieübungen

Die Schildkröte

Setzen Sie sich mit geradem Rücken hin, die Beine sind offen und gebeugt oder im Schneidersitz. Die Arme locker auf die Beine ablegen. Während dem Atmen führen Sie das Kinn langsam in Richtung Brustbein, während die Schultern entspannt unten bleiben. Beim langsamen Ausatmen das Kinn nun vorsichtig zur Decke schieben und gleichzeitig die Schultern zu den Ohren hochziehen. Der Kopf darf dabei nicht nach hinten fallen.

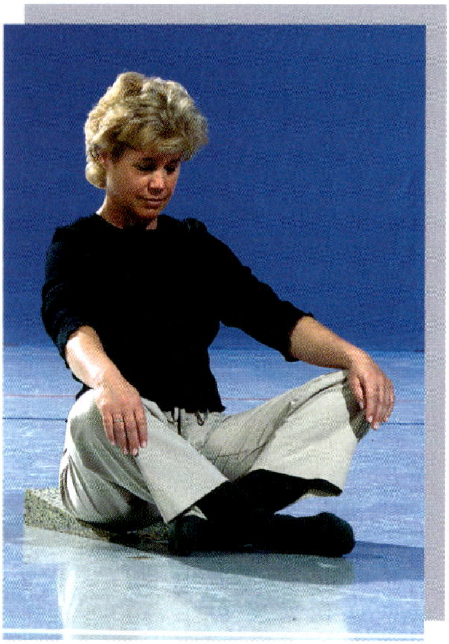

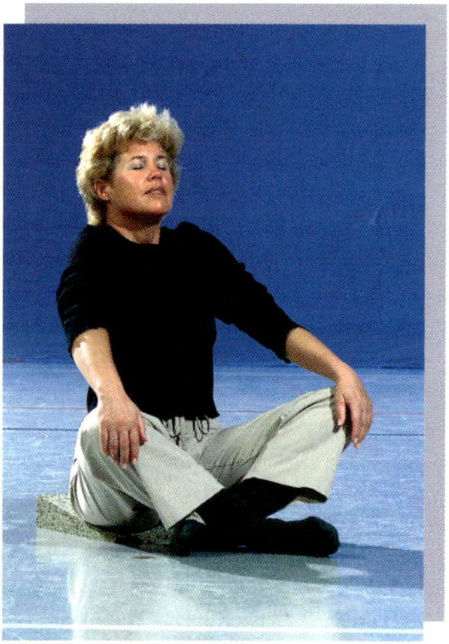

Wirkung

- **Stärkt das vegetative Nervensystem.**
- **Vorsicht**
  Bei Problemen mit der Halswirbelsäule nicht anwenden.

Der Kranich

Entspannt liegen Sie auf dem Rücken, die Beine sind gebeugt aufgestellt. Reiben Sie nun Ihre Handflächen so lange gegeneinander, bis sie schön warm geworden sind. Die Hände jetzt rechts und links neben den Nabel auf den Bauch legen und tief einatmen. Mit der langsamen Ausatmung den Bauch mit beiden Händen leicht nach innen drücken, bis die letzte Luft ganz ausgeatmet ist.

Wirkung

- **Kräftigt die inneren Organe und gibt schnell neue Energie.**
- **Vorsicht: Schwangere sollten diese Übung vermeiden.**

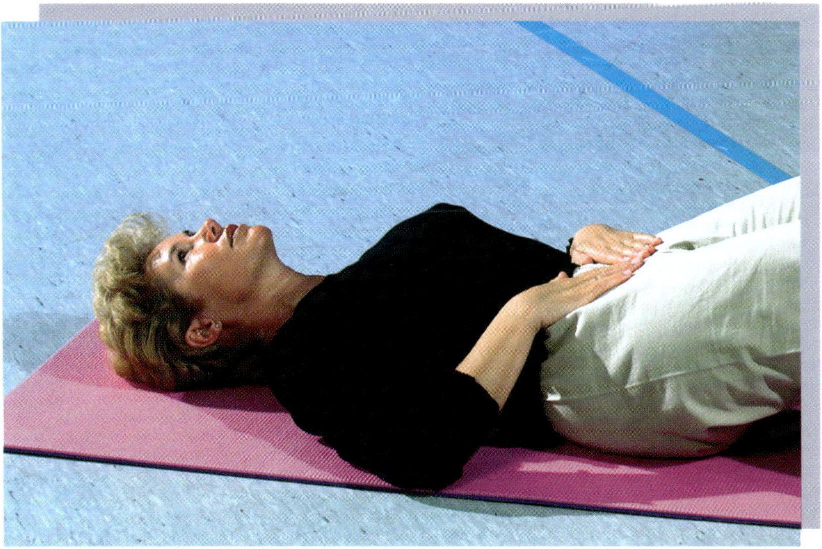

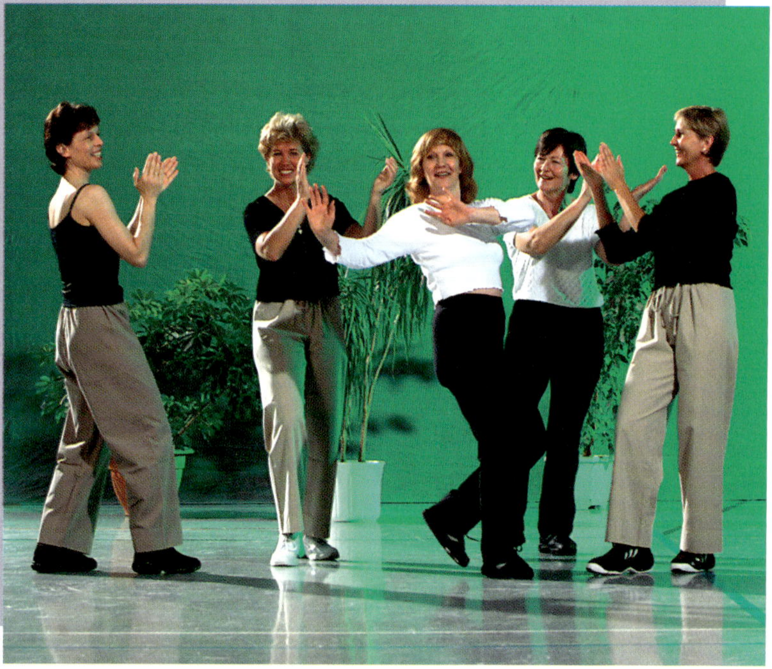

Salsa-Aerobic – der Trendsetter mit lateinamerikanischem Flair

5 Was Sie über Salsa-Aerobic wissen sollten!

Aerobic ist noch lange nicht am Ende seiner kreativen Entwicklungsmöglichkeiten angelangt. Besonders die Elemente Aerobic und Tanz lassen neue, interessante Variationen entstehen, weil die Inspiration von Tanz und Musik schier unerschöpflich ist. Dabei geht es nicht um eine pauschale Übertragung der Gesetzmäßigkeiten des Tanzes auf Aerobic, vielmehr bieten sich der Bewegungsstil, Schrittformen und entsprechende musikalische Stilrichtungen dafür an. Lateinamerikanische Tanzelemente sind offensichtlich prädestiniert dafür. ‚Latin Dance', ‚Latin Aerobic', ‚Salsa-Aerobic' heißen die aktuellen Trendsetter und sind der ‚Renner' in zahlreichen Fitnessprogrammen.

Die Namen sind lediglich die Titel der Programme, sie stehen symbolisch für die Bandbreite des lateinamerikanischen Bewegungsspektrums, das modifiziert in das aerobische Fitnesstraining integriert wird.

Die Begründung für diesen erfolgreichen Trend findet sich in zwei wesentlichen Dingen:

Zum einen ist es die Musik: Lateinamerikanische Rhythmen erobern die Charts, sie symbolisieren Lebensfreude, wecken Erinnerungen an Sonne und Urlaub. Die Musik ist stimmungsvoll und animiert zum Abtanzen – sie reißt einfach mit.

Zum anderen ist es die etwas andere Bewegungskultur. Die Bewegungen kommen aus der Körpermitte, aus dem Bauch, unserem Lebenszentrum und setzen sich bis in die Peripherie, bis zu unserem Kopf, unseren Händen fort. Zu den aerobicspezifischen Standardschritten, die in ihrer Bewegungsausführung deutlich verändert sind, kommen Mambo-, Samba- und Flamencoschritte dazu. Die Hüfttechnik, eine dynamische Oberkörperhaltung, Arm- und Handführungen vermitteln eine andere Körpersprache als das klassische Aerobic.

Salsa-Aerobic, entwickelt vom Deutschen Turner-Bund gemeinsam mit der Zeitschrift ‚Brigitte', spricht Menschen an, die Lust am Tanzen, Spaß an der Bewegung und Freude an lateinamerikanischer Musik haben. Es werden Schritte im Low Impact benutzt, die aus verschiedenen Quellen kommen: Salsa, Merengue, Flamenco, Rumba, Bossa Nova, Jazztanz. Salsa-Aerobic vermischt diese Stile, das Körperfeeling dominiert.

Salsa-Aerobic bietet ein Ganzkörperprogramm, es trainiert Herz und Kreislauf, in einem Workout wird die Muskelkraftausdauer verbessert und ein Stretching sorgt für den entspannenden Ausklang am Ende des Programms.

Die Musik ist eine interessante Kombination von Originalklängen und Aerobicsound, wenn sie erklingt, kann man nur einfach mittanzen.

5.1 Aufbau eines Salsa-Aerobicprogramms

Um das Konzept erfolgreich zu gestalten, basiert der Aufbau eines Salsa-Aerobicprogramms auf den grundsätzlichen Strukturen eines Aerobic-Fitnessprogramms.

In einem Fünfphasen- bzw. Vierphasenmodell werden Inhalte und Schwerpunkte eines an Herz und Kreislauf orientierten Bewegungsprogramms umgesetzt. Die Priorität in allen Phasen liegt dabei auf dem Latinostil, der sich sowohl in der Bewegung als auch in der Musik widerspiegelt.

Fünfphasenmodell

Warm-up 10 Minuten
Aufwärmphase.

Cardiophase 15-25 Minuten
Erste Belastungsphase mit dem Schwerpunkt Herz-Kreislauf-Training und Choreografie.

Cool down I 5 Minuten
Regenerationsphase.

Workout 10-15 Minuten
Muskelkräftigung.

Cool down II 5 Minuten
Stretching.

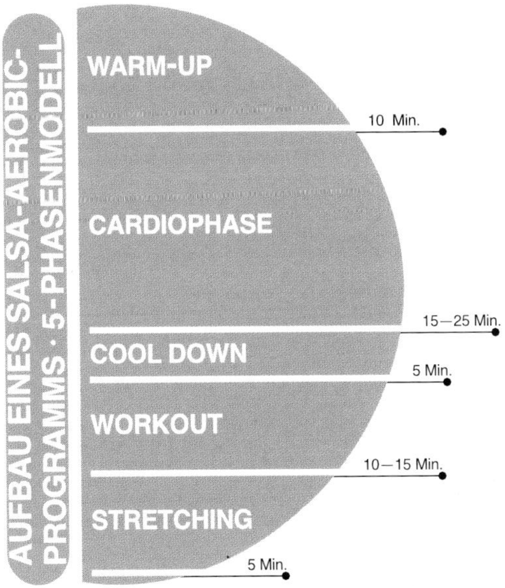

Abb. 17: Fünfphasenmodell

Vierphasenmodell

Der Schwerpunkt liegt bei diesem Modell auf dem Herz-Kreislauf-Training. Die längere Cardiophase bietet die Möglichkeit der häufigeren Wiederholung einzelner Bewegungspassagen bzw. auch die Erarbeitung einer kleinen Choreografie am Ende der Stunde.

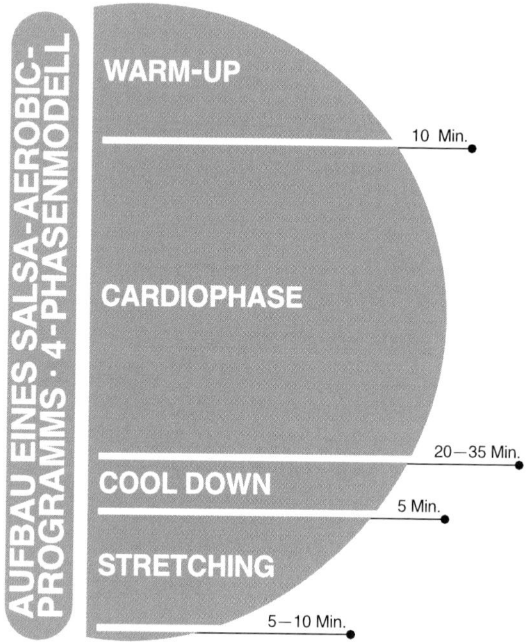

Abb. 18: Vierphasenmodell

Warm-up 10 Minuten

Ziele

Bereits mit den ersten Musiktiteln soll ein neues Körpergefühl für die Musik und Bewegung vermittelt werden. Der Körper wird sowohl in Bezug auf Herz und Kreislauf als auch muskulär auf die kommende Belastung vorbereitet.

Inhalte

Die aus dem klassischen Aerobictraining bekannten Gelenkmobilisationen werden in betont lockerer und weicher Form am Anfang ausgeführt. Einfache Schritte wie ‚March' am Ort und vom Ort mit betontem Abwärtsrollen der Füße, ‚Side to Side', ‚Step Touches' und Beckenisolationen schließen sich an. Der Körper ist betont aufrecht und Arme schwingen im Bewegungsrhythmus mit. Die Hände werden locker gekreist. Die Prestretches am Ende des Warm-ups werden dynamisch ausgeführt und dienen der Vorbereitung auf das Cardiotraining.

Zwischenzeitlich können die Schultern ausgeschüttelt werden.

Musikempfehlung

Latinomusik mit 120-130 bpm.

Cardiophase 15-25 Minuten oder 20-35 Minuten

Ziele

Verbesserung der Fitness, besonders im Herz-Kreislauf-Bereich durch ein Nonstoptraining, Verbesserung der Koordination, der Körperwahrnehmung.

Inhalte

Grundsätzlich nehmen wir eine offene, stolze Körperhaltung ein, die immer beibehalten werden sollte. Typisch für die Ausführung der Aerobic-Schritte im Latinostil ist der ständig betonte Hüfteinsatz bzw. Hüftschwung. Bevorzugte Schrittvarianten in dieser Phase sind u.a. ‚Mambo', ‚Push Touches', ‚Doppelstep–Touches', ‚Flamenco-Stomp', ‚Sambo Jumb', ‚Tap' vor und rück.

Einzeln gelernte Schritte werden in fließender Folge aneinander gereiht und durch locker geführte, in den Handgelenken leicht rotierende Arme unterstützt. Räumliche Veränderungen machen die Kombinationen noch interessanter. Selbst Formen der Partnerarbeit bieten sich in dieser Phase an und bereiten Spaß.

Die Pulskontrolle sollte nicht vergessen werden.

Musikempfehlung
Es empfiehlt sich, deutlich rhythmisierte Titel auszuwählen, die eine Bewegungsausführung unterstützen. Das Tempo bewegt sich zwischen 130 und 140 bpm.

Cool down I 5 Minuten

Ziele
Beruhigung des Kreislaufes und deutliches Absenken des Trainingspulses.

Inhalte
Einfache Schrittmuster aus dem Warm-up eignen sich dafür besonders.

Musikempfehlung
Die Musik sollte sich deutlich im Stimmungsbild (sanft, schmeichelnd) und im Tempo von der Cardiophase unterscheiden: 120-130 bpm.

Workout 10-15 Minuten

Ziele
Verbesserung der Muskelkraftausdauer durch isoliertes Muskeltraining ausgewählter Muskelpartien.

Inhalte
Übungen zur Verbesserung der Kraft im Bereich der Oberschenkel- und Gesäßmuskulatur und des Rückens. Es empfehlen sich Übungen aus der funktionellen Gymnastik, die durch stilisierte Armbewegungen dem Programmstil angepasst werden. Die Übungen sind im Stand, aber auch in der Bodenlage ausführbar. Pro Muskel sind 2-3 Serien mit 12 bis ca. 30 Wiederholungen anzustreben. Zwischenzeitlich sollten die Muskeln aufgelockert werden.

Musikempfehlung
Latinomusik mit 120-125 bpm.

Cool down II 5-10 Minuten

Ziele
Entspannung im mentalen Bereich und Dehnung, insbesondere der belasteten Muskeln.

Inhalte
Stretchingübungen mit bewusster Einbeziehung der Atmung. Den besonderen Schwerpunkt bildet die Wadendehnung und die Dehnung der rückwärtigen Beinmuskulatur. Die Dehnung wird langsam angesteuert und in die entsprechende Dehnposition gebracht.

Musikempfehlung
Fließende, weiche Latinomusik, die die Dehnungsausführung unterstützt und im Tempo als langsam definiert wird.

5.2 Latinogrundschritte

Das Schrittrepertoire und seine Variationen sind äußerst vielfältig. Für eine Einführung benötigen wir jedoch vorerst einige Grundschritte, die uns schon ein entsprechendes Feeling vermitteln. Alle Schritte werden im Low Impact ausgeführt.

Körperhaltung
Alle Bewegungen basieren auf einer physiologisch sinnvollen Körperhaltung. Das Augenmerk gilt im Besonderen der Aufrichtung der Brustwirbelsäule. Dazu werden die Schultern bewusst nach unten gesenkt, die Schulterblätter im Rückenbereich leicht zusammengeführt und der Bauch ist entsprechend angespannt. Der Scheitelpunkt des Kopfes ist nach oben gerichtet.

Das persönliche Erscheinungsbild drückt eine aufrechte, stolze Körperhaltung aus.

Technik der Bewegungsausführung
Bei der Fußarbeit ist auf eine abrollende Fußtechnik zu achten.

Die Hüfte bzw. das Becken arbeiten isoliert zum Oberkörper und schwingen in der individuell möglichen Amplitude entweder entgegengesetzt oder in gleicher Richtung wie die Beinführung mit. Je mehr man übt, umso lockerer wird der Hüftschwung und umso freier die Bewegung.

Die Basicschritte im Überblick

Arm- und Handwork	
March	2 Beats
Push Touch	2 Beats
Hips	2 Beats
Tap vor oder rück	2 Beats
Step Touch	2 Beats
Cha-Cha-Cha (1 und 2)	2 Beat – rhythmische Variation
Hula Hupa	2 oder 4 Beats
Mambo	4 Beats
Doppelstepp Touch	4 Beats
Flamenco Stomp	4 Beat – rhythmische Variation
Samba Jump	4 Beats
Box Step	4 Beats

Im Folgenden werden die wichtigsten Schritte beschrieben.

Arm- und Handarbeit (Arm- und Handwork)

Der Latinostil der Arme und Hände ist immer geprägt von Dynamik und Lockerheit und ‚schönen Fingern'. Die Impulse gehen dabei von der Schulter bzw. vom Handgelenk aus. Je nach Inspiration sind die Bewegungsamplituden größer oder kleiner, allerdings bedeutet das nicht, dass sie ein unkontrolliertes Bewegungsmaß haben.

Gehen am Ort/vom Ort (March/Walk)

Aufrechtes Gehen mit sorgfältigem Abrollen der Füße und leichter seitlicher Hüftaktivierung. Oberkörper bleibt aufrecht, Arme können dabei seitlich geschwungen werden oder kleine Kreise nach außen unterstützen die Schritte.

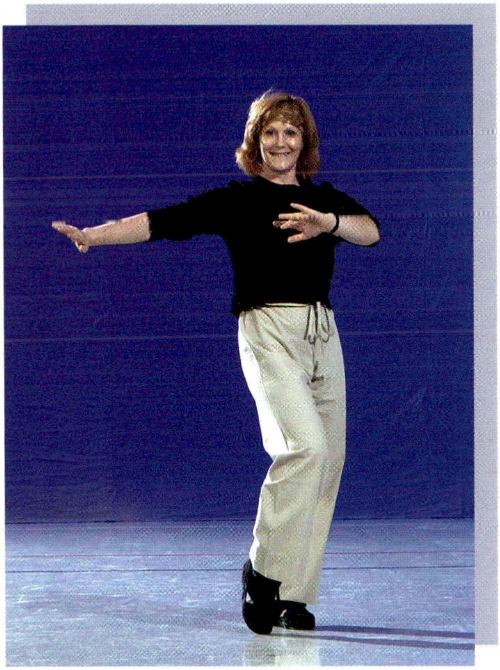

Fuß zur Seite tippen und zurück (Push Touch)
Aus der Grundposition wird ein Bein ohne Belastung zur Seite geführt und aufgetippt. Die Hüfte wird an der gleichen Seite betont herausgeschoben.

Die Arme schwingen locker zur Seite oder auch am Körper mit.

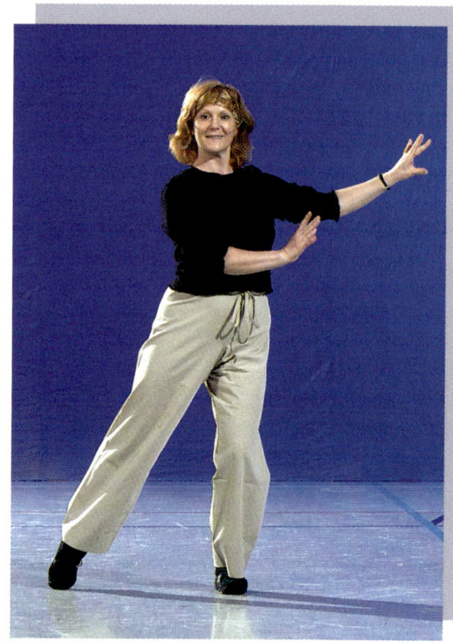

Hüftbewegungen (Hips)
Als ‚Hips' wird der betonte Einsatz der Hüften zur Seite verstanden – der Bewegungsimpuls geht von der Körpermitte aus.

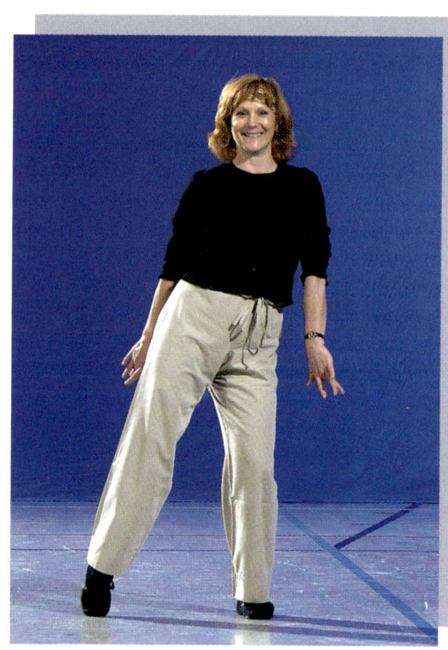

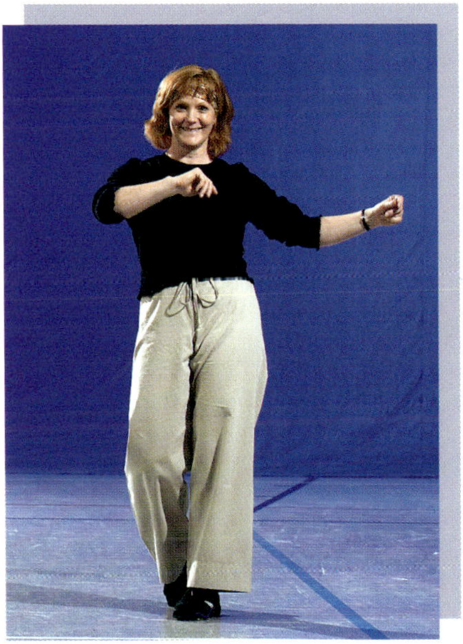

Mambo

Der ‚Mambo' wird aus dem ‚Marching' entwickelt. Einen Schritt nach vorn setzen und den gleichen Fuß auch betont nach rück setzen. Die Hüfte schwingt locker mit.

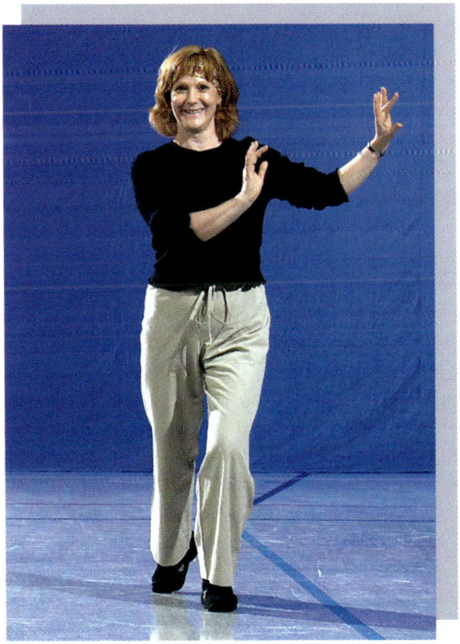

Rücksetzen eines Beines (Tap rück)

Der unbelastete Fuß eines Beines wird nach rück getippt, die Hüfte geht mit in die entsprechende Bewegungsrichtung. Die Arme können seitlich mitschwingen.

Seitschritt (Step Touch)
Aus der geschlossenen Fußposition einen großen Schritt zur Seite ausführen und den zweiten Fuß heranführen. Dabei die Hüfte in der Schrittphase tief und beim Heranstellen die Hüfte nach oben orientieren.

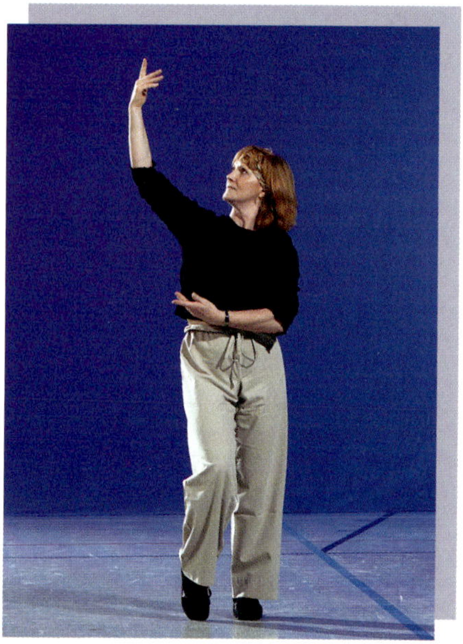

Eine Variante ist der ‚Doppelstep Touch', wo zwei ‚Single Step Touches' unmittelbar aneinander gereiht werden. Die Bewegung endet mit der herangesetzten Fußposition.

Stampfschritt (Flamenco Stomp)
Mit geschlossenen Beinen aufrecht hinstellen, dreimal mit der Ferse des einen Beines in den Boden stampfen (Zählzeit 1 und 2). Im Anschluss daran mit beiden Händen neben dem Kopf rhythmisch 3x klatschen (Zählzeit 3 und 4). Die Hände sind dabei leicht gewölbt.

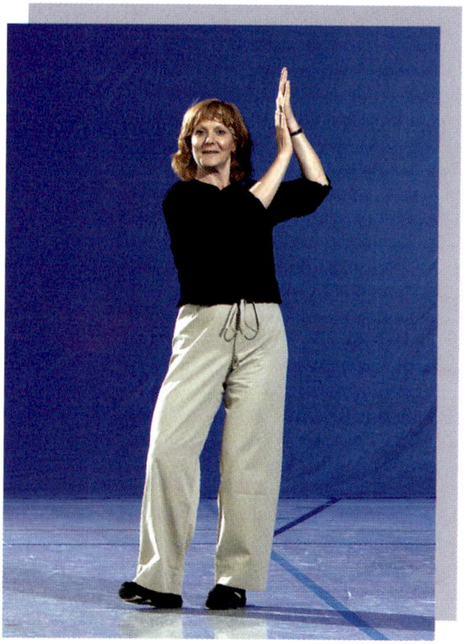

Samba Jump
Eine Variante des ‚Out-Out/In-In'-Schrittmusters.

Aus der geschlossenen Grundposition in eine hüftbreite Grätschposition leicht hüpfen und wieder beide Beine in die Grundposition zurückführen. Die Arme können beim Öffnen in den Grätschstand seitlich geöffnet werden und die Hände ‚flattern' lassen. Beim Schließen der Beine werden die Arme wieder an den Körper herangeführt.

Kreuzschrittvariante im Viereck (Box Step)
Der rechte Fuß wird vor dem linken Fuß gekreuzt aufgesetzt und das Gewicht auf rechts verlagert: Der linke Fuß wird nun leicht schräg zurückgesetzt. Der unbelastete rechte Fuß wird danach zur Seite nach rechts gesetzt und der Schritt durch Heransetzen des linken Fußes an das rechte Bein beendet. Beliebt ist die Ergänzung dieses Schrittes durch ‚Schüttelbewegungen' in den Schultern.

Dreierschritt (Cha-Cha-Cha)
Dieser Dreierschritt wird wie in der Aerobic ausgeführt – als kurze Schrittfolge seitwärts, vorwärts oder rückwärts. Zählweise 1 und 2. Die Hüfte wird entsprechend mitgeschwungen.

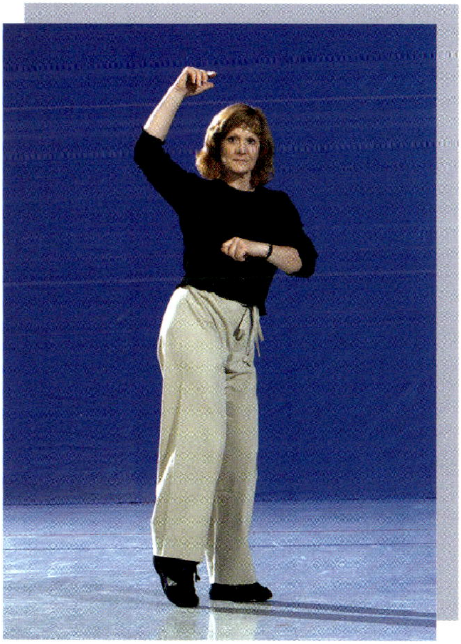

Hüftkreisen (Hula Hupa)
Standposition und dabei Hüfte und Oberkörper bewegen, als würde ein Hula-Hoop-Reifen am Körper schwingen.

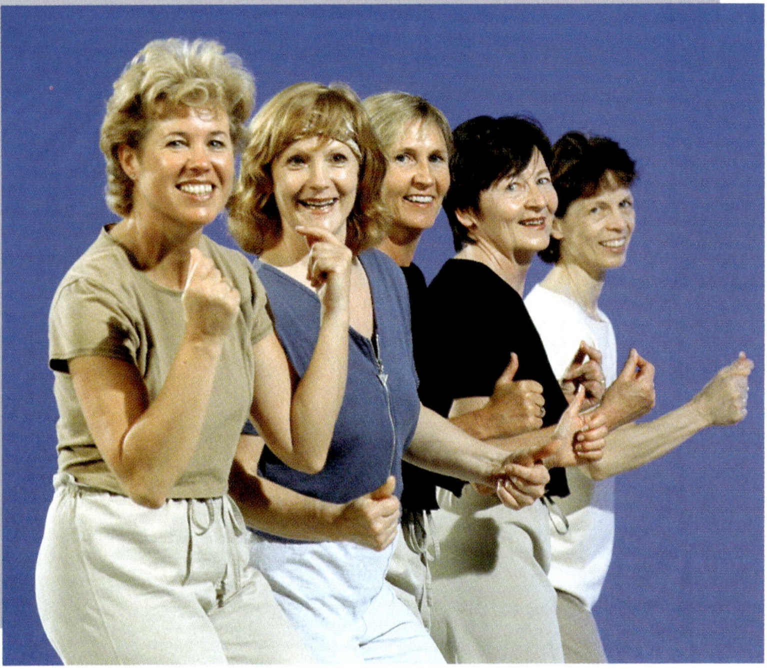

Line Dancing Workout – Fitness im Countrystyle

6.1 Was Sie über Line Dancing wissen sollten!

Die Verknüpfung von Aerobic und Tanz ist schier unerschöpflich und so bietet gerade das Repertoire der Countrytänze mit seiner spezifischen Musik zahlreiche Inspirationen.

Seit den vergangenen Jahren häufen sich die Informationen, dass Line Dance als Tanzform sich immer größerer Beliebtheit erfreut und viele, viele Menschen anspricht, unabhängig von Alter, Figur, Größe und Geschlecht. Im ,Mutterland' Amerika tanzen Hunderte von Menschen in Bars zur eigenen Unterhaltung und Entspannung Countrytänze in Reihen ohne große Animation. Auch im Fitnessbereich, in Studios, Healthclubs wird inzwischen Line Dance von den Menschen begeistert aufgenommen. Das Tanzen bzw. Bewegen im Cowboystil zu Country- bzw. Westernmusik entwickelt sich langsam, aber sicher zu einem Erfolgstrend. Line Dancing ist ein absolutes Topprogramm für die Zielgruppe 50 plus, das auch in den Vereinen in Deutschland seine Freunde finden wird.

An dieser Stelle ist es angebracht, einige Aussagen zum Inhalt des von uns vorgestellten Bewegungsprogramms zu treffen, um die Unterscheidungen zum Original Line Dance zu kennen und zu verstehen.

Line Dance ist eine eigenständige Tanzart, die Bewegungskultur im Countrystil und im einfachen Sinne das „Tanzen von Bewegungsfolgen in bzw. auf einer Linie" nach Country- oder Westernklängen pflegt. Es besteht eine eigenständige Begriffsbezeichnung und spezielle Schrittmuster. In den Line Dance-Gruppen gehören die typischen Cowboystiefel, Cowboyhut und Jeans genauso dazu, wie die Philosophie dieser Lebenskultur.

Modifizieren wir diese Tanzformen für den Sport, für die Umsetzung dieser inspirierenden Bewegungsform in den Sportgruppen unter Sporthallenbedingungen, dann haben wir eine Plattform für einen neuen Trend – Line Dancing als Workout – eine Kombination von Tanz (Line Dance) und Fähigkeitstraining.

Line Dancing ist nach unserem Verständnis ein Bewegungsprogramm, das die Erhaltung und Verbesserung der Fitness, im Besonderen der Ausdauer und Koordination zum Anliegen hat. Bewegungsstil und die Bewegungsinhalte von Line Dance werden modifiziert im Programm genutzt und umgesetzt.

Es fördert die Kommunikation, Freude und Spaß unter den Menschen und vermittelt somit, wie auch der Line Dance, ein positives Lebensgefühl ist und ein großes Gruppenerlebnis. Tanzchoreografien des Line Dance, dem ‚Tanzen auf der Linie', werden in der Cardiophase vermittelt und getanzt. Das alles geschieht in der Gruppe und unter Einbeziehung der räumlichen Vorgaben.

Besondere Anforderungen werden nicht gestellt, es muss die geeignete Country- oder Westernmusik und die Lust auf Bewegung vorhanden sein, alles Weitere entwickelt sich aus dem Enthusiasmus des Line Dancing selbst.

Line Dancing kann in jeder Halle, in jeder Stunde, ausgeführt werden. Auf ein spezifisches Outfit wird verzichtet, Sportschuhe mit glatter Sohle sind sinnvoll. Für unsere Sportgruppen nutzen wir vor allem die Tänze und das Stimmungsbild dieser volkstümlichen Bewegungskultur und Tradition.

Einiges über die Entwicklung von Line Dance

Über die geschichtliche Entwicklung von Line Dance gibt es verschiedene Ansichten. Einige nehmen an, dass diese Tanzformen ihren Ursprung im Folkloretanz haben, die mit der Einwanderung europäischer Siedler nach Nordamerika sich mit den verschiedenen Formen vermischt haben und sich zum heutigen Round- und Squaredance entwickelt haben.

In der zweiten Hälfte des vorigen Jahrhunderts nahmen die Cowboys diese traditionellen Tänze auf und passten sie dem Country Western Stil an.

Das Typische des Countrystyle ist die Einfachheit der Schritte, der sparsame Einsatz der Arme und eben das Countryflair, geprägt durch die Bekleidung und die Musik.

Eine andere Ansicht über die Herkunft von Line Dance ist die Aussage, dass sich diese Tanzrichtung mit der Diskoära entwickelt hat.

Der Film „Saturday Night Fever" löste 1978 eine Tanzwelle aus, als eigentlicher Durchbruch wird das Jahr 1993 bezeichnet, als der Schlager „Achey Breakey Heart" von Billy Ray Cyrus zum meistgespielten Schlager wurde, der sich blitzartig über das Land ausbreitete.

6.1 Aufbau eines Line Dancing Workoutprogramms

Das Line Dancing Workoutprogramm besteht im Wesentlichen aus drei Phasen.

Dreiphasenmodell

Warm-up 10 Minuten
Aufwärmphase.

Cardiophase 30-40 Minuten
Belastungsphase mit dem Schwerpunkt des Tanztrainings.

Cool down 10 Minuten
Regeneration/Stretching.

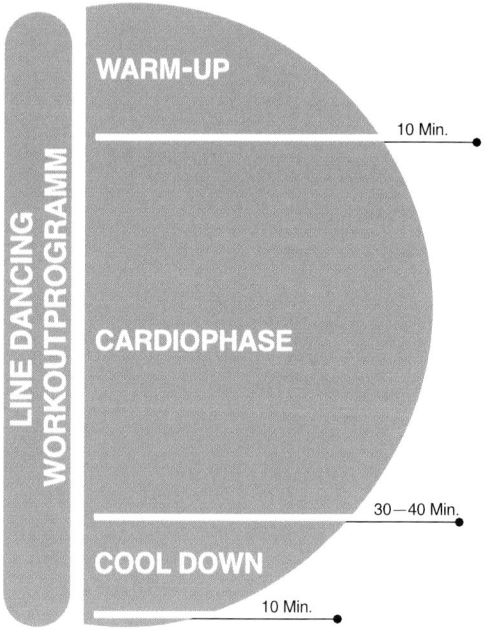

Abb. 20: Dreiphasenmodell

Warm-up 10 Minuten

Ziele

Bereits die ersten Countryklänge sollen verdeutlichen, dass ein ganz anderer Bewegungsrhythmus sowie ein anderes mentales Stimmungsbild angesagt ist.

Der Körper selbst wird muskulär und in Bezug auf Herz und Kreislauf auf die Hauptphase vorbereitet.

Inhalte

Begonnen werden sollte das Aufwärmprogramm mit der Aufnahme des spezifischen Rhythmus der Countrymusik durch Hand- und Armbewegungen. Sich anschließende Gelenkmobilisationen, werden betont locker und in weicher Form ausgeführt. Einfache Schritte wie ‚Marching', ‚March mit Taps' werden ebenfalls einbezogen. Wichtig ist besonders die Fußgelenkmobilisation, weil das Schrittrepertoire gerade die Beinmuskulatur fordert. Aus diesem Grund sind Vordehnungsübungen für die Wadenmuskulatur am Ende des Warm-ups als dynamische Dehnung angebracht.

Cardiophase 30-40 Minuten

Ziele

Erlernen von Line Dance-Schritten, Kombinationen und Tänzen in Form von Originaltänzen oder modifizierten Tanzkombinationen und Sicherung eines Herz-Kreislauf-Trainings durch Anwendung des Nonstopprinzips.

Inhalte

Diese Phase ist besonders interessant, weil sie neue Herausforderungen für den Übungsleiter mit sich bringt. Zwei Aspekte sollen hier auf einen gemeinsamen Nenner gebracht werden – das Lernen von Tanzfolgen aus dem Line Dance unter den Bedingungen einer fortlaufenden Belastung, um auch einen Effekt für das Herz-Kreislauf-System mit zu gewährleisten.

Wie wird dies möglich?
Wir bedienen uns hier der methodischen Erfahrungen aus dem Aerobictraining. Die Schritte des beabsichtigten Tanzes werden einzeln gelernt und vermittelt, so wie es uns bekannt ist. Dabei wird Countrymusik benutzt, die die Tanzschritte in einem gemäßigten Tempo ermöglicht. Über die ‚Add on-' oder ‚Linkmethode' wird der Originalablauf der Choreografie systematisch vorbereitet, d.h. der Tanz wird in kleine Abschnitte aufgeteilt, die dann vermittelt werden und zu einem Ganzen zusammengefügt werden. Beim Üben der einzelnen Schritte kann die gewohnte Blockaufstellung noch mitgenutzt werden. Das bietet insofern Vorteile, als das visuelle Lernverhalten für den Teilnehmer oft einfacher ist. Wenn der Tanz annähernd steht, wird über das Handcueing ‚Linie bilden' die Originalformation eingenommen. Spätestens jetzt kommt die Originalmusik zum Einsatz. Dabei kann es möglicherweise zu einer rhythmischen Verfeinerung, bedingt durch die Musikstruktur, kommen. In dieser Phase erleben die Teilnehmer meistens den positiven ‚Aha-Effekt'. Der Originaltanz kann mehrfach hintereinander wiederholt werden, sodass er auch im Gedächtnis bleibt. Je nach zeitlichem Verlauf oder nach dem Schwierigkeitsgrad des Tanzes lassen sich 2-3 Tanzformationen in einem Stundenablauf erarbeiten und können getanzt werden.

Zwischen den Tänzen sollten einfache Schritte wie, ‚Step Touches' mit kleinen Bewegungsradien und wenig Bewegung im Oberkörper, die ‚Cowboy Moves', ausgeführt werden, um eine ‚geistige Entlastung' zu ermöglichen. Jedoch immer in Bewegung bleiben, damit die Pulswerte nicht zu großen Schwankungen unterliegen. Bei Tänzen mit schnelleren Musikstücken ist generell zu empfehlen, dass zum Üben zuerst rhythmisch passende, langsame, dann mittelschnelle Musikstücke und zuletzt die Originalmusik verwendet wird.

Cool down 10 Minuten

Ziel

Zurücknahme der Belastung, Entspannung der vorwiegend belasteten Beinmuskulatur und mentale Regeneration sind die wichtigsten Aufgaben des Cool downs.

Inhalte

Nach dem dynamischen Teil der Cardiophase ist das Cool down geeignet dafür, den lyrischen, langsamen Countrytiteln einen geeigneten Raum zu geben. Diese Musikstücke bewirken den gewünschten mentalen Effekt. Kleine Bewegungen am Ort und vom Ort schaffen einen harmonischen Übergang vom Tanzblock. Auch kann dazu eine einfache Tanzversion im betont langsamen Tempo benutzt werden. Aus diesem heraus wird dann die Stretchingphase entwickelt. Statische Dehnpositionen der Beine werden mit harmonischen Armbewegungen verbunden und beenden das Programm.

Einige Empfehlungen für den Übungsleiter aus didaktisch-methodischer Sicht schließen dieses Kapitel ab.

Tipp

Bei der Vermittlung der Tänze mit dem Gesicht zur Gruppe schauen, das erhöht das emotionale Zusammenarbeiten, verlangt aber eine spiegelbildliche Demonstration des Tanzes.

Es macht Spaß, den Tanz gemeinsam mit den Teilnehmern zu tanzen, indem der Übungsleiter selbst mit auf der Linie tanzt. Formationsänderungen bzw. Drehungen empfehlen sich erst, wenn der Tanz sicher beherrscht wird.

Ein gutes Cueing erleichtert den Übungsprozess ungemein, dabei sollten visuelle und verbale Cues eingesetzt werden. Es geht immer darum, alles so klar und einfach als möglich zu machen.

Deutlich sind die Angaben zum beginnenden Bein zu machen. Oftmals beginnen die Tänze mit dem linken Bein, was für uns ungewohnt ist. Die verwendeten Musikstücke sind im Interesse eines harmonischen Programmverlaufs gründlich zu analysieren. Es empfiehlt sich, die Tanzchoreografien selbst regelmäßig zu üben, damit sie nicht in Vergessenheit geraten. Bevor die Schritte vorgestellt werden, sind einige Hinweise zur Musik, den typischen Aufstellungsformen und den Tanzbezeichnungen erforderlich.

Musik
Für das gesamte Line Dancing-Programm wird nur Countrymusik benutzt.

Die Musik wird in Takten gezählt, die Musikgeschwindigkeit in Schlägen pro Minute (bpm). Die Schrittfolgen werden zu einer bestimmten Anzahl von Takten getanzt und wiederholen sich regelmäßig, häufig mit einer Richtungsänderung. Beziehungspunkt für die Tanzkombination ist die Musik mit ihren Grundstrukturen Takt, Strophe, Refrain.

Es gibt keine klassische 32-Blocklogistik wie in der Aerobic. Ein Tanz kann durchaus z.B. nur 24 Counts (Zählzeiten) haben. Musikalische Brüche sind möglich, sie sind oft das ‚Salz' in der Suppe und sollten mit in die Gestaltung einbezogen werden.

Aufstellungsformen
In der Hauptphase der Stunde werden die ‚Originaltänze' unbedingt in exakten Linienaufstellungen getanzt. Dabei können in Abhängigkeit von der Gruppengröße mehrere Linien gebildet werden.

Tanzbezeichnungen
Four Wall Dance: In jedem Tanzdurchgang findet zur Richtungsänderung eine Vierteldrehung statt, d.h. die Teilnehmer blicken während des Tanzes abwechselnd die vier Wände des Raumes an.
Two Wall Dance: In jedem Tanzdurchgang findet zur Richtungsänderung eine halbe Drehung statt, d.h. die Teilnehmer blicken

während des Tanzes abwechselnd zwei Wände des Raumes an. Grundsätzlich erheben wir nicht den Anspruch, ausschließlich Originalchoreografien bei den Tänzen zu verwenden, vielmehr werden die Choreografien dem Level der Gruppe angepasst und gruppenspezifische Lösungen bevorzugt.

6.2 Line Dancing – Basicschritte und Choreografien

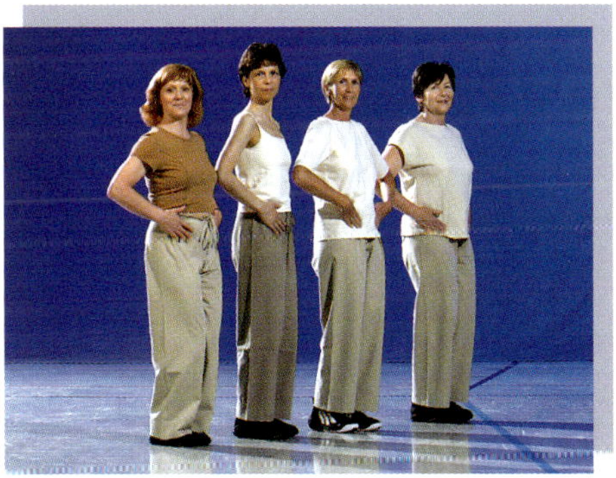

Körperhaltung
Aufrechte Körperhaltung (stolz sein).
Die Arme sind in den Hüften aufgelegt, oder locker als Faust in die Hüften gestützt, besser, die Daumen werden in den Hosenbund oder Gürtel gehakt. Knie leicht gebeugt.

Technik der Bewegungsausführung
Der Bewegungsstil im Line Dance ist ab dem Mittelkörper relativ locker. Die Schritte werden eher gleitend getanzt und mit viel Hüfteinsatz. Es gibt keinen ‚High Impact', sondern nur bodenständige Schritte. Die Arme und der Oberkörper bleiben ruhig.

Die wichtigsten Basicschritte im Überblick

Die Schritte werden zum Teil mit deutschen als auch mit englischen Begriffen bezeichnet, die auch interessanterweise Parallelen zu den Aerobicschritten haben (z.B. ‚Grapevine'). Die Beats werden als Zählzeit (ZZ) benannt.

Schritt mit Gewichtsverlagung nach vor bzw. rück (Balance) 2 ZZ
Zählt mit zu den meistverwendeten Schritten im Line Dance.

Der Begriff ‚Balance' basiert auf dem klassischen ‚Step Touch' und ist nach vorn, zur Seite und nach rück ausführbar.

Beispiel: Aus der Grundposition einen Schritt mit rechts nach vorn, den linken Fuß daneben auftippen. Nun den linken Fuß zurücksetzen und den rechten Fuß neben dem linken Fuß auftippen. Der Oberkörper geht in der Bewegungsrichtung leicht mit.

Gewichtsverlagerung auf dem Fußballen (Ball Change) 2 ZZ
Ist die Gewichtsverlagerung von einem Fußballen auf den anderen.

Bürst- bzw. Schleifbewegung (Brush) 1 ZZ
Eine der typischsten Bewegungen des Line Dance, indem der unbelastete Fuß flüchtig über den Boden schleift oder fegt.

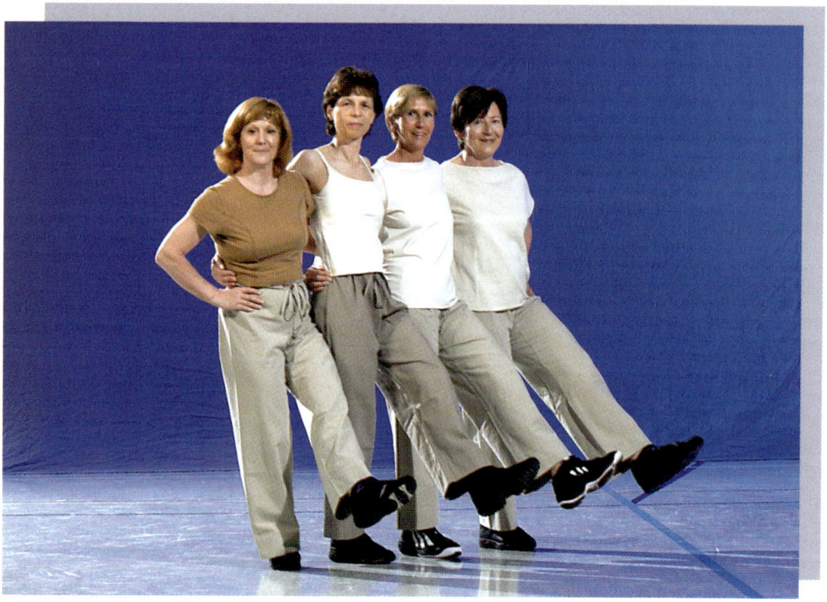

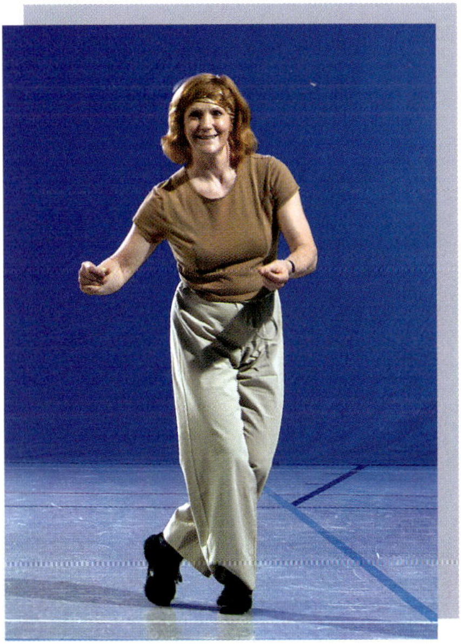

Kreuzschrittvariante im Viereck (Box Step)

Der rechte Fuß wird vor dem linken Fuß gekreuzt aufgesetzt und das Gewicht auf den vorderen Fuß verlagert. Der linke Fuß wird nun leicht schräg zurückgesetzt. Der rechte Fuß wird danach zur Seite nach rechts gesetzt und der Schritt durch Heransetzen des linken Fußes an das rechte Bein beendet.

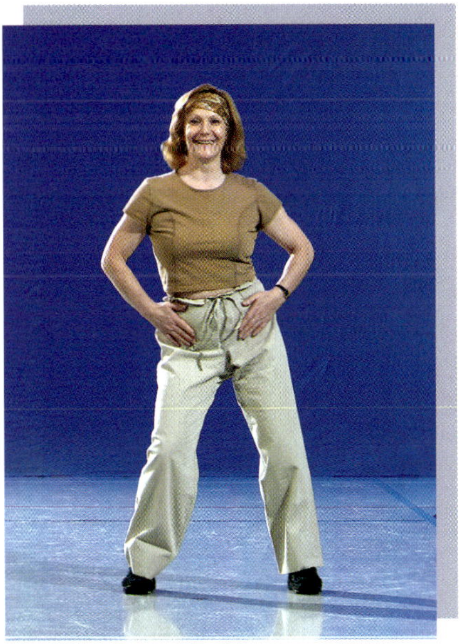

Einschließen in Schlussposition (Close) 1 ZZ

Kennzeichnet das Einschließen in die Schlussposition, d.h. einen Fuß an den anderen heranbringen.

Betontes Aufsetzen der Ferse (Dig) 2 ZZ
Entspricht dem ‚Heel Dig', die Ferse des unbelasteten Beines wird betont auf den Boden aufgesetzt.

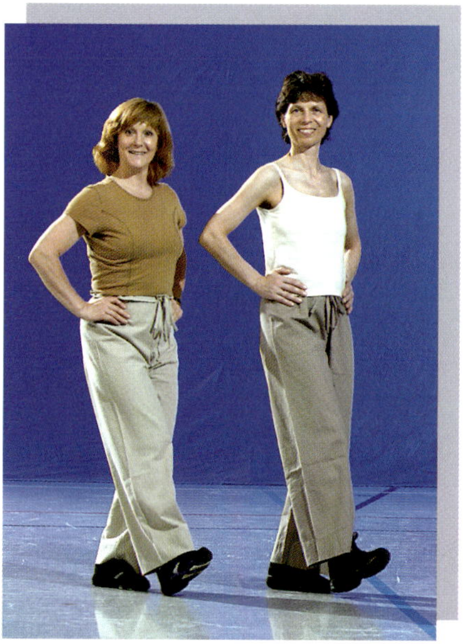

Beinbeugung (Dip)
Die Dipbewegung ist eine leichte Beugung auf dem belasteten Bein.

Seitlicher Kreuzschritt (Grapevine) 4 ZZ
Zählt ebenfalls mit zu den meistverwendeten Schrittkombinationen im Line Dance. Sie beginnen aus der Schlussposition und führen z.B. einen Seitschritt (Ansatz über die Ferse) rechts aus. Das unbelastete linke Bein wird hinter dem rechten Bein gekreuzt. Das Gewicht wird auf das linke Bein verlagert und das rechte Bein nun zur Seite gestellt. Das unbelastete linke Bein wird an das rechte herangesetzt.

(Seitschritt rechts, Kreuzen links hinter dem rechten Bein, Seitschritt rechts und Heransetzen links.)

Seitschritt (Side Step) 2 ZZ

Seitstellen eines Fußes und Heransetzen des unbelasteten Fußes.

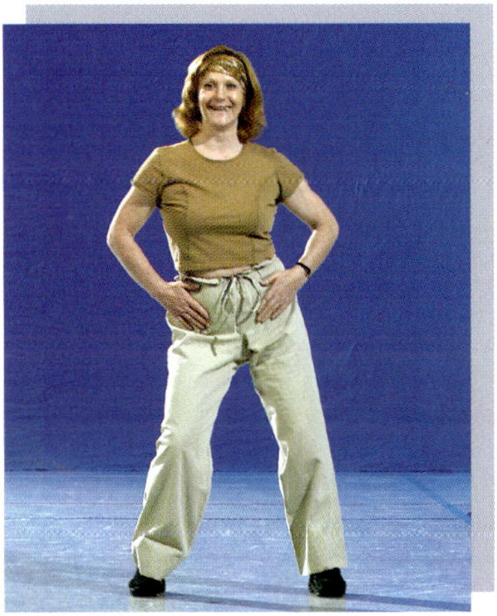

Hüftbewegung (Hip Bump) 2 ZZ

Typische Hüftbewegung, die häufig verwendet wird, als Singlc- oder Doublebewegung möglich.

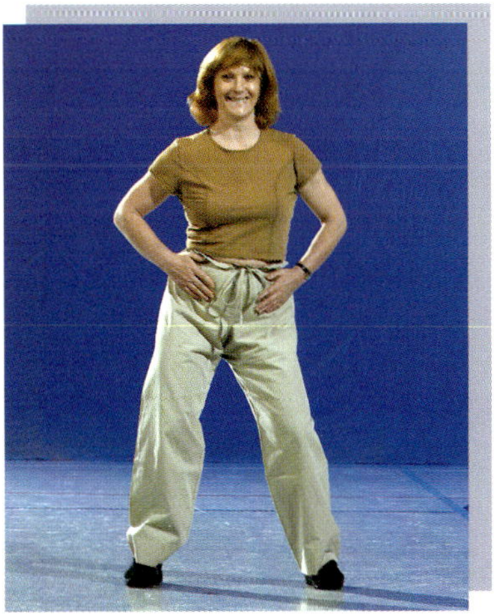

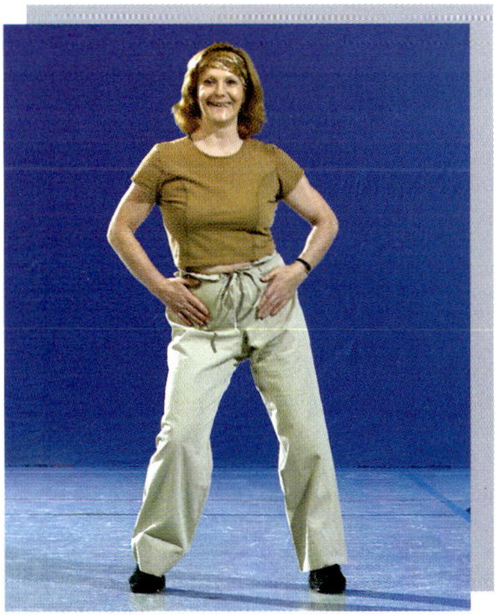

Schlussschritt 2 ZZ

Schritt in die Schlussstellung, der unbelastete Fuß wird mit Gewichtsverlagerung neben dem Standbein aufgesetzt.

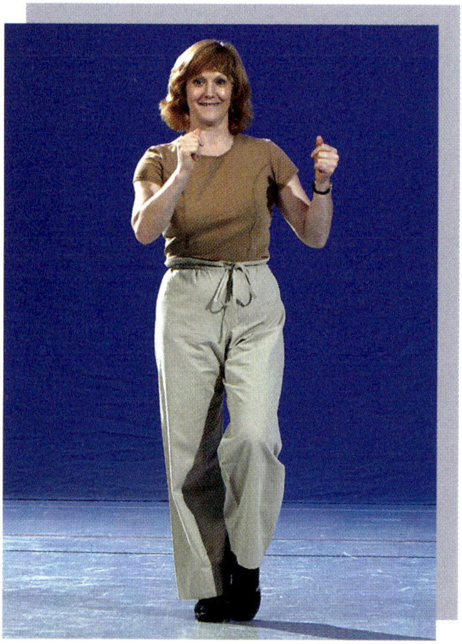

Rutsch- oder Gleitbewegung (Scoot oder Chug) 2 ZZ

Ist eine Gleitbewegung bzw. ein kleiner ‚Rutscher' in die angegebene Richtung auf beiden Ballen oder auf einem Ballen. Im letzteren Beispiel wird das Knie des unbelasteten Beines dabei leicht angehoben.

Starkes Bürsten mit der Ferse (Scuff)

Ist ein stark betonter Brush mit der Ferse.

Wechselschritt (Shuffle)

Der ‚Shuffle' ist eine Schrittfolge von drei Schritten auf zwei (Zählweise 1 und 2) oder auf vier Zählzeiten (Zählweise 1-2-3 und 4) in die vorgesehene Richtung. Es handelt sich um eine Art des Wechselschrittes, bei dem der zweite Schritt am Spielbein vorbeigeführt, daneben oder auch dahinter aufgesetzt werden kann. Im Line Dance ist die Variante des dahinter aufgesetzten Fußes am gebräuchlichsten. Bei jedem ‚Shuffle' entsteht somit eine leichte Körperwendung.

Stampf (Stomp)
Der Klassiker unter den Bewegungen, das Aufstampfen des ganzen Fußes, wobei darauf geachtet werden sollte, dass nicht zu stark aufgestampft werden sollte.

Twist (Swivel) 2 ZZ
Eine Variante der Twistbewegung. Aus der leicht geöffneten Fußposition, Anheben auf den Ballen und Drehen beider Fersen nach rechts bzw. links.

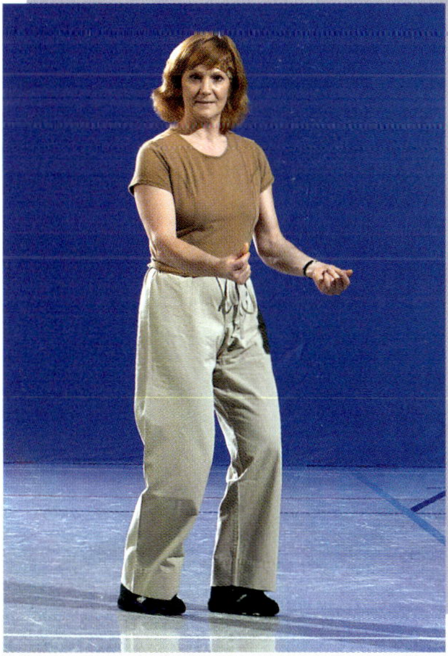

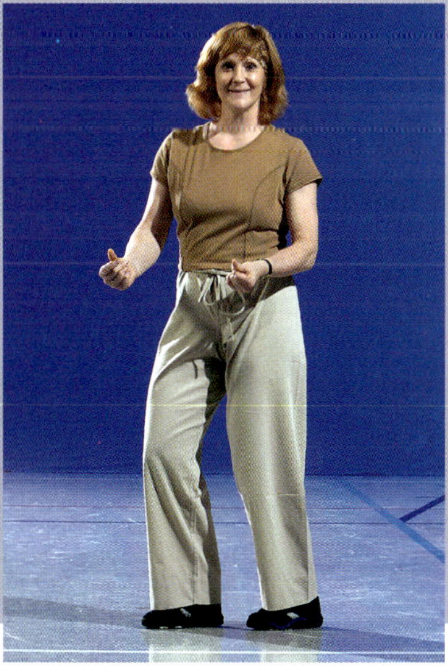

Stand mit Öffnen und Schließen der Fersen (Heel Fan)
Die Füße sind geschlossen, aus dieser Position werden die Fersen nach außen geführt und wieder zusammengebracht (Zehen bleiben zusammen).

Stand mit Öffnen und Schließen der Fußspitzen (Toe Fan)
Die Füße sind geschlossen, der Körperschwerpunkt ruht auf den Fersen, die Fußspitzen bzw. auch nur eine Fußspitze bewegt sich nach außen.

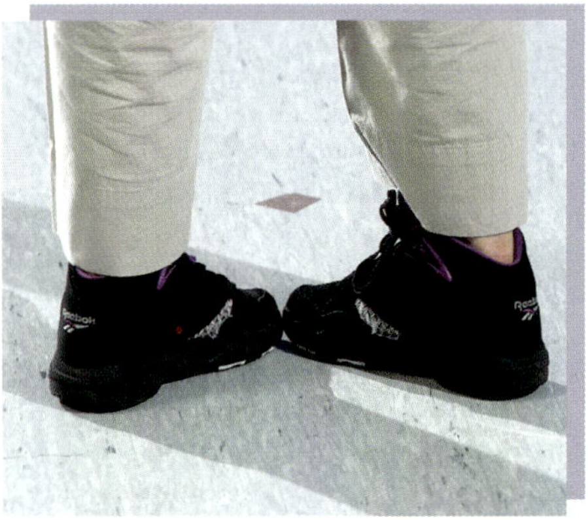

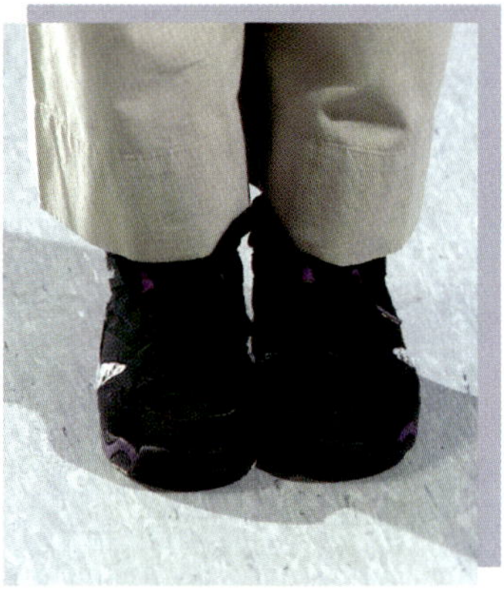

Drehung auf einem Bein (Spin Turn)
Bezeichnet eine Drehung von 360° auf einem Fußballen, das unbelastete Bein hat keinen Bodenkontakt.

Stern
Die Fußspitze des unbelasteten Beines tippt nacheinander in verschiedene Richtungen auf den Boden, z.B. nach rück, nach seit, nach vorn. Auch gekreuzte Varianten sind möglich.

Schuhplattlerbewegung (Slap Heel)

Variante des ‚Knee-Lifts'. Mit der Hand auf die angegebene Ferse schlagen wie beim Schuhplattler.

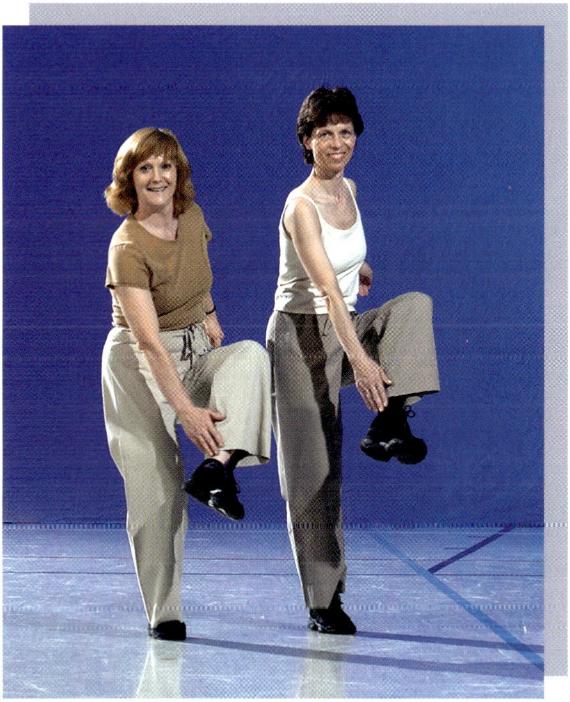

Verlängerter Kreuzschritt rückwärts (Weave) 6 oder mehr ZZ

Ein verlängerter Kreuzschritt, indem an den ‚Grapevine' eine weitere Schrittphase rück gekreuzt, angefügt wird.

Nun lasst uns tanzen – einige Beispiele für Line Dance-Choreografien

Musiktitel:
HillBilly Rock HillyBilly Roll – The WoolPackers

4 Wall Dance
Lernstufe leicht

Aufstellung:
Einzeln in Linien – alle die gleiche Blickrichtung.

32 counts

Zählzeit	Bewegungsmuster
1 – 4	2 Nachstellschritte seit nach rechts.
1 – 4	Schlussstand mit Heben in den Ballenstand 2 x.
1 – 4	2 Nachstellschritte seit nach links.
1 – 4	Schlussstand mit Heben in den Ballenstand 2 x.
1 – 4	2 x ‚Dig' rechts (Ferse des rechten Beines 2 x vor dem linken Fuß aufsetzen).
1 – 4	2 x ‚Swivel'.
1 – 4	‚Grapevine' rechts mit ‚Scuff' und 1/4-Drehung rechts (neue Blickrichtung)
1 – 4	3 x ‚Walk' am Ort links/rechts/links und Einschließen rechts.

Musiktitel:
One Step Forward – Chris Hilmann & The Desert Rose Band

4 Wall Dance
Lernstufe leicht

Aufstellung:
Einzeln in Linien – alle die gleiche Blickrichtung.

24 counts

Auftakt beachten, Bewegungsfolge beginnt erst mit Gesang.

Zählzeit	Bewegungsmuster
1 – 2	Schritt vorwärts mit links.
1 – 2	Heransetzen rechts mit ‚Stomp'.
1 – 4	2 Nachstellschritte rechts rückwärts.
1 – 4	2 Seitschritte nach links.
1 – 2	Schritt vorwärts mit rechts.
1 – 2	Heransetzen links mit ‚Stomp'.
1 – 4	2 Nachstellschritte links rückwärts.
1 – 4	2 Seitschritte nach rechts – letzter Schritt mit 1/4-Drehung rechts in neue Richtung und sofort den ersten Schritt links daran anfügen usw.

Musiktitel:
Boot Scootin' Boogie – Brooks & Dunn

4 Wall Dance
Lernstufe mittel

Aufstellung:
Einzeln in Linien – alle die gleiche Blickrichtung.

18 counts

Auftakt beachten.

Zählzeit	Bewegungsmuster
1 – 4	‚Grapevine' nach rechts und ‚Handclap'.
1 – 4	‚Grapevine' nach links und ‚Handclap'.
1 – 4	3 ‚Walk' nach rück (rechts/links/rechts) und Heransetzen links mit ‚Stomp'.
1 – 2	Schritt vorwärts links und Heransetzen rechts mit ‚Stomp' und ‚Handclap'.
1 – 2	Schritt rückwärts rechts und Heransetzen links mit ‚Stomp' und ‚Handclap'.
1 – 2	Schritt vorwärts links und ‚Scuff' mit dem rech ten Bein und gleichzeitiger 1/4-Drehung links.

Musiktitel:
Achey Brakey Heart – Billy Ray Cyrus

4 Wall Dance
Lernstufe mittel

Aufstellung:
Einzeln in Linien – alle die gleiche Blickrichtung.

32 counts

Zählzeit	Bewegungsmuster
1 – 4	‚Grapevine' nach rechts und ‚Handclap'.
1 – 4	Hüftbewegung (‚Hip Bumps') 1 x nach links, rechts und 2 x links.
1 – 4	Fußtap mit der rechten Fußspitze nach rück, seit, vor und Einschließen.
1 – 4	2 Schritte nach vorn – links, rechts und mit dem linken Bein einen kleinen Knee Lift vor hoch und einschließen des linken Fußes an das rechte Bein.
1 – 4	3 Schritte rückwärts – rechts, links, rechts und Einschließen mit ‚Stomp'.
1 – 4	Hüftbewegung (‚Hip Bumps') 1 x nach rechts, links und 2 x rechts.
1 – 2	Schritt vorwärts mit rechts und Schleifbewegung mit der linken Ferse (‚Scuff').
1 – 2	Schritt vorwärts mit links und Schleifbewegung mit der rechten Ferse (Scuff)
1 – 2	Schritt vorwärts mit rechts und Schleifbewegung mit der linken Ferse (‚Scuff').
1 – 2	Schritt vorwärts mit links und Schleifbewegung mit der rechten Ferse (‚Scuff') und einer 1/4-Drehung über links.

Viel Freude beim Üben!

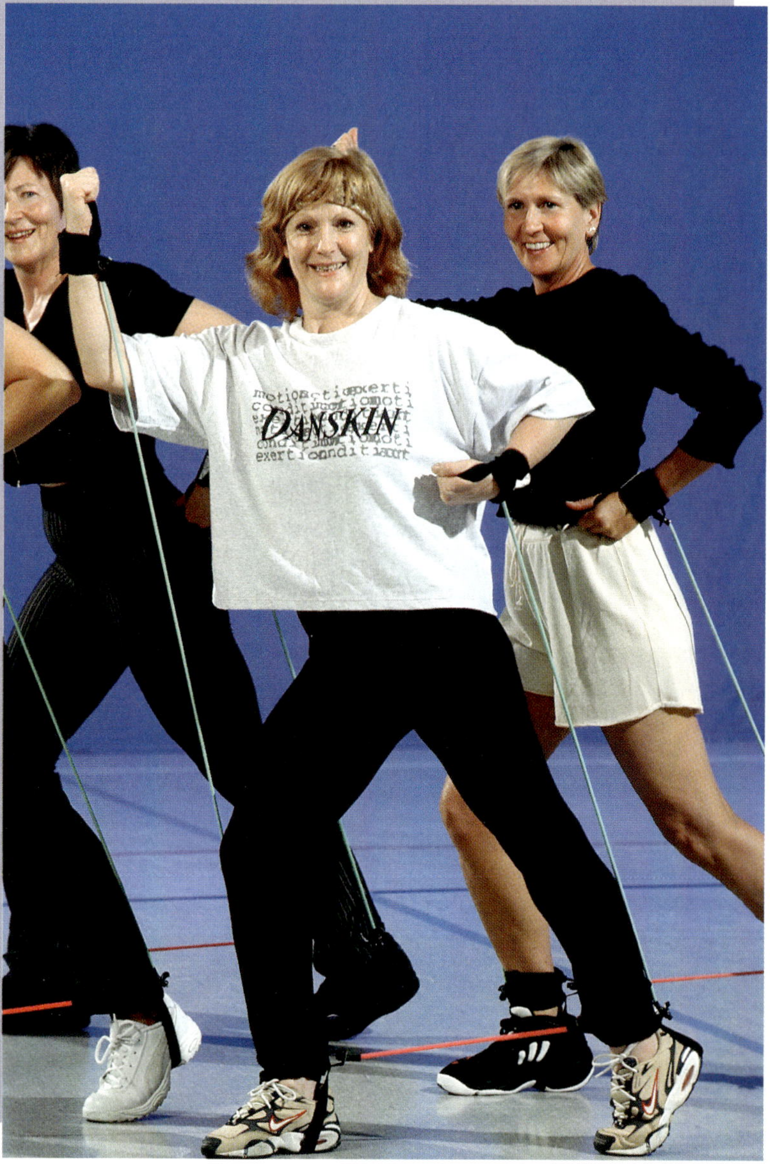
DANSKIN

Aerobic mit dem Physio-Power-Tube – Powerfitness für sie und ihn

7 Was Sie über das Physio-Power-Tube wissen sollten!

Die Grundidee für die Entwicklung dieses Programms besteht in dem Anliegen, Herz-Kreislauf-Training mit dem Training der Muskelkraftausdauer innerhalb einer dynamischen Bewegungsstruktur zu verbinden sowie Arme und Beine gleichzeitig zu trainieren. Diese Idee ist nicht neu, jedoch mit der Entwicklung des dafür geeigneten Zusatzgerätes wurde sie für die Vereinspraxis erst machbar.

Anfang 1998 wurde das so genannte ‚Physio-Power-Tube' (PPT) als ein modernes, multifunktionales Handgerät im Fitnessbereich kreiert. Das Neue und Interessante an diesem Gerät ist, dass es in die Fortbewegung, also zum Beispiel in einem Aerobicprogramm, problemlos integriert werden kann und somit ein effektives Training ermöglicht.

Auch in der Prävention und Rehabilitation kann das PPT sinnvoll zum Kraftaufbau eingesetzt werden. Das Training mit dem PPT verbessert den allgemeinen muskulären Zustand und festigt die Knochenmasse, was beispielsweise für die Osteoporoseprävention von Bedeutung ist.

Der PPT ist ein Latexnaturprodukt und besteht aus einem Beintube, das an beiden Knöcheln durch ein Fixierband mit Klettverschluss befestigt ist, sowie aus zwei Armtubes, die an Handgelenkmanschetten angebracht und wiederum mit den Beinmanschetten verbunden sind. Hierdurch wird bei allen Bewegungen von Armen und Beinen immer gegen einen Widerstand trainiert. Die Tubes sind auswechselbar und somit bei Verschleißerscheinungen auch als Einzelteil austauschbar.

Unter dem Motto ‚vier auf einen Streich', bietet der Einsatz dieses Geräts innerhalb eines Aerobicprogramms eine tolle Trainingskombination von Ausdauer, Kraft, Beweglichkeit und Koordination. Arm-, Oberkörper- und Beinmuskulatur werden gleichzeitig gegen einen dynamischen Widerstand trainiert und in Topform gebracht.

Das PPT kann sowohl im Cardiotraining als auch in der Workoutphase eingesetzt werden.

Die Flexibilität des Geräts erlaubt es, dass Jung und Alt, Anfänger und Fortgeschrittene dieses Fitnessgerät benutzen können, da sich die Intensität der Übungen dem eigenen Fitnesszustand anpassen lässt. Ein weiterer Vorteil liegt in der leichten Handhabung des PPT, wodurch es auch zum optimalen Trainingsgerät für zu Hause wird. Die Handhabung des Geräts wird übrigens durch eine verständliche Beschreibung und eine Abbildung, die dem Gerät als Faltblatt beiliegt, sehr erleichtert. Hier erhalten Sie auch weitere Übungsanleitungen, die unser Buch nicht leisten kann.

Eine Studie zeigt, dass das PPT bei 20- bis 70-Jährigen gleichermaßen beliebt ist und als sehr effektiv beurteilt wird. Also, warum wollen Sie nicht auch die Vorteile nutzen, die andere schon lange für sich entdeckt haben?

7.1 Aufbau eines Aerobicprogramms mit dem Physio-Power-Tube

In der Aerobicstunde wird das PPT mit dem Ziel eingesetzt, eine Ökonomisierung des Herzkreislaufs und der Lungenfunktion zu erreichen und gleichzeitig über die Kräftigung der Skelettmuskulatur ein gutes Muskelkorsett aufzubauen. Anliegen ist es jedoch auch, ein ausgewogenes Verhältnis der motorischen Grundeigenschaften zu schulen und die intermuskuläre Koordination (Zusammenarbeit mehrerer Muskeln untereinander) zu verbessern.

Der grundsätzliche Programmaufbau basiert auf der gleichen Struktur wie im Aerobictraining.

Vorteilhaft ist es jedoch, je nach Trainingsabsicht und um Überbelastungen zu vermeiden, sich entweder für ein Cardiotraining mit dem PPT oder für ein Workout mit dem PPT zu entscheiden. D.h. der Programmaufbau ist in zwei Varianten möglich und planbar.

Da sich dieses Buch vorrangig mit der Ausdauerkomponente beschäftigt, wird auf das mögliche Workoutprogramm in diesem Kapitel nur kurz eingegangen.

Warm-up 10-15 Minuten
Mit PPT möglich.

Cardiophase 20-35 Minuten
Herz-Kreislauf-Training und Muskelkraftausdauer mit PPT.

Cool down 5-10 Minuten
Ohne PPT.

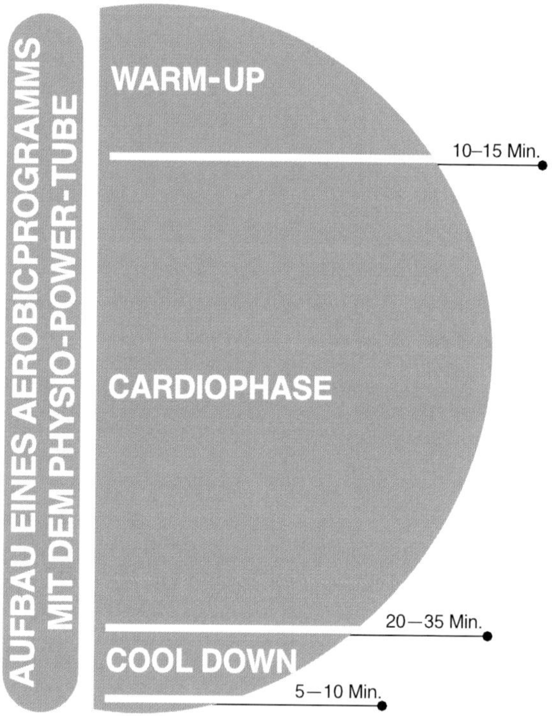

Abb. 21:
Aufbau eines
Aerobicprogramms mit dem PPT

Warm-up (Aufwärmphase) 10-15 Minuten

Ziele
Vorbereitung des gesamten Körpers und insbesondere der Arm- und Beinmuskulatur auf die folgende Belastung und langsam ansteigende Pulswerte sowie die Gewöhnung an das PPT sind die dominanten Ziele.

Inhalte
Das Warm-up wird mit dem PPT durchgeführt. Besonders wichtig ist es, in dieser Phase auf eine intensive Aufwärmung und Vordehnung der Arm- und Schultermuskulatur zu achten, da diese im Cardioteil stärker beansprucht wird als es normalerweise üblich ist. Einfache Schritte, wie ‚Step Touch', ‚Push Touch', ‚Heel Dig' sowie Schultergürtelisolationen, eignen sich besonders dafür. Das PPT wird in dieser Phase noch nicht in volle Spannung gebracht.

Musikempfehlung
Die Warm-up-Musik sollte auffordernden Charakter haben und Lust auf Bewegung machen. Das Tempo liegt bei 120-128 bpm.

Cardiophase 20-35 Minuten

Ziele
Steigerung der muskulären Fitness und Training des Herz-Kreislauf-Systems. Kennenlernen und Einbeziehen eines neuen Fitnessgerätes. Die Gewöhnung an das Trainingsgerät darf nicht unterschätzt werden (Spannungsverhältnisse, Sicherheitsgefühl usw.).

Inhalte
In dieser Phase werden alle Bewegungen mit dem PPT ausgeführt, die nach den Grundsätzen vom Bekannten zum Unbekannten, vom Leichten zum Schweren, vom Einfachen zum Komplizierten zusammengesetzt werden.

Das Bewegungsprogramm wird im Stand am Ort und vom Ort durchgeführt und greift auf Aerobicgrundschritte zurück, die zuerst ohne komplizierte Armbewegungen trainiert werden. Jedoch muss dabei das PPT ständig in einer Grundspannung gehalten werden. Zum Aufbau der Kombinationen werden die bekannten Aufbaumethoden benutzt, hier ist es besonders wichtig, in deutlich klaren Strukturen zu bleiben, die Übergänge zu prüfen, damit im Fußbereich keine ‚Stolpersteine' entstehen. Die Entwicklung von Kombinationen mit dem PPT macht viel Spaß und stellt eine neue Herausforderung dar. Sie sind aber kein Muss, vielmehr können auch einzelne Schritte mit hohen Wiederholungsanzahlen angeboten werden. Die Armarbeit sollte bei Anfängern nicht über Schulterhöhe gehen, um Überlastungen besonders im Schultergelenk zu vermeiden. Die Schritte werden ausschließlich im Low Impact ausgeführt, um die größtmögliche Sicherheit zu gewährleisten.

Die Pulskontrolle in dieser Phase ist ein Muss für Übungsleiter und Teilnehmer.

Wichtig ist, dass die Musik eine technisch korrekte Ausführung ermöglicht, hektische oder auch zu schnelle Bewegungen wirken schädigend.

Musikempfehlung
Klar strukturierte Aerobicmusik mit 125-140 bpm.

Cool down 5-10 Minuten

Ziele
Absenkung der Herzfrequenz in einen mittleren Arbeitspuls, physische und psychische Regeneration, Lockerung der besonders belasteten Muskelstrukturen und Lösung der Gesamtanspannung des Körpers. Im Interesse des muskulären Gleichgewichts werden die stark beanspruchten Muskeln gedehnt.

Inhalte

In dieser Phase wird bewusst auf das PPT verzichtet, weil der Ermüdungszustand der Muskulatur entsprechend hoch ist. Die Dynamik in den Übungen ist spürbar zu reduzieren. Die Armbewegungen sind deutlich in ihren Radien zu verkleinern bzw. es ist auf den Einsatz von Armbewegungen zu verzichten, um eine Überlastung im Schulterbereich zu vermeiden. Die Lockerung, insbesondere der Armmuskulatur, ist sinnvoll.

Klassische Stretchingübungen, die dynamisch und statisch ausgeführt werden können, sind der Inhalt des Bewegungsprogramms in dieser Phase.

Musikempfehlung

Betont weiche Musik einsetzen, um den Spannungszustand der Muskulatur abzubauen.

Einige Tipps zum Programm „Workout mit dem PPT", dessen Inhalte auf einer allgemeinen und spezifischen Verbesserung der Muskelkraft liegen.

Phasen des Programms sind:

Warm-up 10-15 Minuten
Ohne PPT.

Muskelworkout 20-35 Minuten
Mit PPT.

Cool down 5-10 Minuten
Ohne PPT.

Es folgen einige Überlegungen zur Workoutphase, die Hinweise zum Warm-up und Cool down sind identisch mit dem bereits beschriebenen Aerobicprogramm.

Workoutphase 20-35 Minuten

Ziele

Verbesserung der Muskelkraftausdauer ausgewählter Muskelgruppen bzw. Muskelaufbautraining für ausgewählte Muskelbereiche.

Inhalte

Funktionell ausgeführte Übungen mit dem PPT aufrecht im Stand oder in bodennahen Situationen (Bauchlage/Rückenlage/Seitlage) bilden die Basiselemente dieses Programms. Der trainingsmethodische Ansatz liegt auf dem Erreichen möglichst vieler Wiederholungen, die in Form eines Serientrainings absolviert werden: so z.B. 10-20 Wiederholungen pro Übung in 2-5 Serien. Die Pause zwischen jeder Serie sollte etwa 60-120 Sekunden betragen und z.B. zur Kompensation der belasteten Muskelgruppe genutzt werden. Die Anzahl der Serien und die Dauer der Pausen richtet sich nach dem persönlichen Fitnessstand.

Das Muskeltraining kann als Partnerübung oder auch alleine durchgeführt werden. Grundsätzlich sollten bekannte Übungen zuerst herangezogen werden.

Musikempfehlung

Klar strukturierte Musik im gemäßigten Tempo 120-128 bpm.

7.2 Basicschritte mit dem Physio-Power-Tube

Für das Aerobicprogramm mit dem PPT werden grundsätzlich die bekannten Aerobic-Basicschritte benutzt, die auch ohne Einschränkung für dieses Programm geeignet sind. Die technische Ausführung unterscheidet sich nicht, vielmehr fordert gerade das PPT eine exakte Technik heraus. Jede Abweichung in den Gelenkpositionen, eventuelle Überstreckungen machen sich unangenehm bemerkbar.

Deshalb gelten die in Kapitel 2.6 „Aerobic-Basicschritte" genannten Ausführungshinweise, die durch einige Tipps ergänzt werden.

Bei der Auswahl der Schritte und vor allem bei der Hinzunahme von Armführungen und Hebeln wird nach den Grundsätzen gehandelt – vom Bekannten zum Unbekannten, vom Leichten zum Schweren und vom Einfachen zum Kombinierten.

In den 50 plus-Programmen wird ausschließlich im Low Impact gearbeitet, d.h. ein Bein hat immer Bodenkontakt.

Körperhaltung

Eine sichere Körperhaltung und damit auch eine sichere Ausgangs- bzw. Endposition für die Bewegungen ist eine aufrechte Haltung, bei der die Bauch- und Gesäßmuskulatur leicht angespannt wird. Die Schultern sind nach unten und das Brustbein nach vorn gerichtet.

Die Füße sind leicht geöffnet und die Knie leicht gebeugt. Um den Körper stabil zu positionieren, können die Hände in den Hüften eingestützt werden.

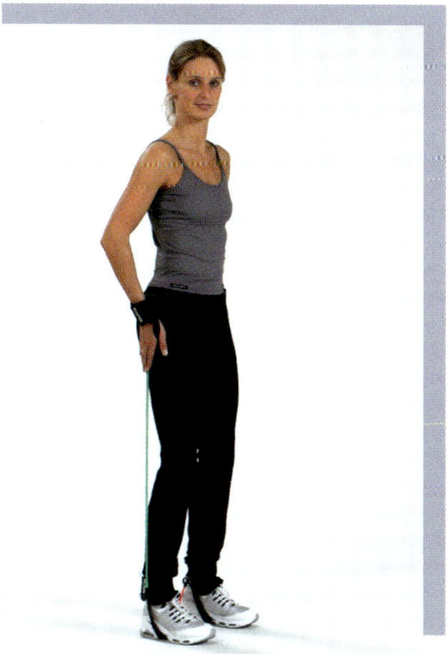

Bei der Ausführung des Aerobicprogramms mit dem PPT sind stabile Sportschuhe bzw. Aerobicschuhe unbedingt erforderlich.

Trainingshinweis mit dem PPT

Grundsätzlich ist darauf zu achten, dass sich sowohl das Beintube als auch das Armtube im Prinzip immer in einer gespannten Position befindet. Besonders wichtig ist diese Grundbedingung immer in der Hauptbewegungsphase, wenn gegen bzw. mit diesem Widerstand gearbeitet wird. Geregelt wird dies über einen entsprechenden Abstand zwischen den Füßen und einen entsprechenden Abstand zwischen Bein- und Armtube. Die Armzüge sind in Fortführung der Beinbewegung (gleiche Seite, gleiches Bein) oder auch konträr zur Beinaktivität möglich. Das ist abhängig vom Bewegungsmuster und von der Funktionalität der Kombination zwischen Bein- und Armbewegung.

Mit der Beschreibung einiger Grundschritte möchten wir Sie motivieren, dieses Trainingsgerät kennen zu lernen.

Marschieren/Gehen (March/Walk)

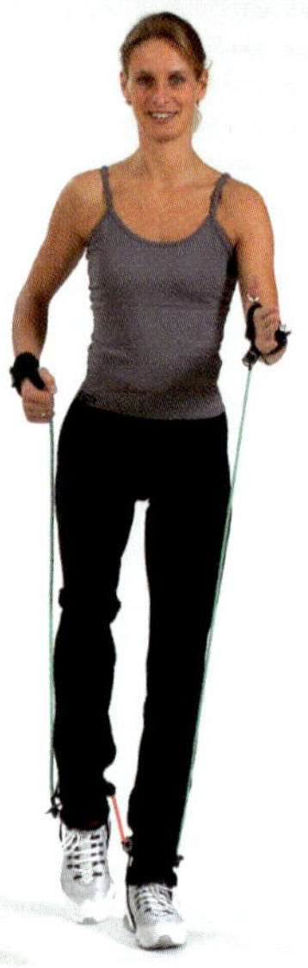

Das Gehen bzw. Marschieren am Ort bzw. vom Ort ist richtig ausgeführt, wenn der Oberkörper aufrecht und ruhig bleibt, die Kniegelenke leicht gebeugt bleiben, der Fuß vom Fußballen bis zur Ferse fließend abrollt. Das Abrollen ist weich und kaum hörbar.

Die Tubespannung ist besonders zwischen Bein- und Armtube zu spüren. Der Abstand zwischen den beiden Füßen ist normal groß.

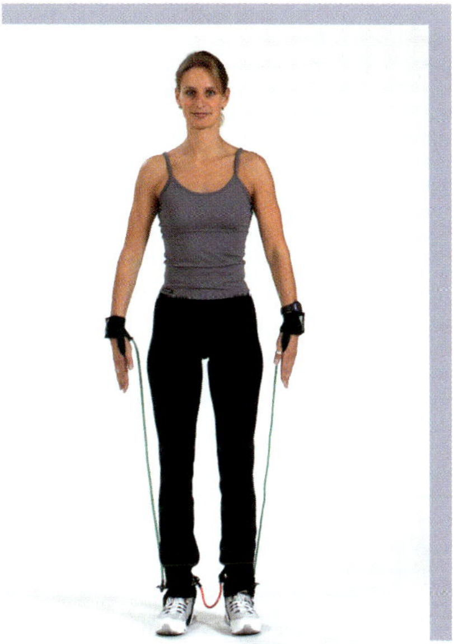

Schritt seitwärts (Step Touch)

Aus der Grundstellung heraus wird ein Schritt zur Seite gemacht und danach der unbelastete Fuß an das Standbein herangestellt.

Durch den Armzug beider Arme bis in Brusthöhe (Side Lateral) sichern Sie eine gute Spannung des PPT und bewirken einen Kraftreiz im Bereich der Rücken-, Schulter- und Armmuskulatur.

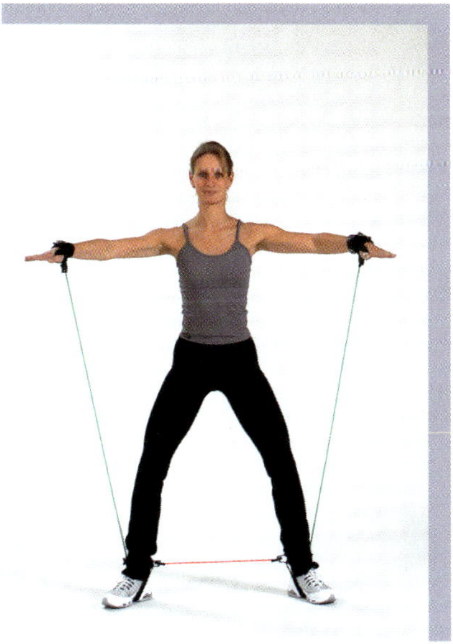

V–Schritt (V-Step)
Die Füße führen ein V-förmiges Schrittmuster am Boden aus. Beginnend aus der geschlossenen Fußposition werden die beiden ersten Schritte nach vorn außen gesetzt. Der Ansatz erfolgt über die Ferse. Durch eine Armführung in Seitschräghalte können Sie optimal die Zugeigenschaften des Tubes nutzen.

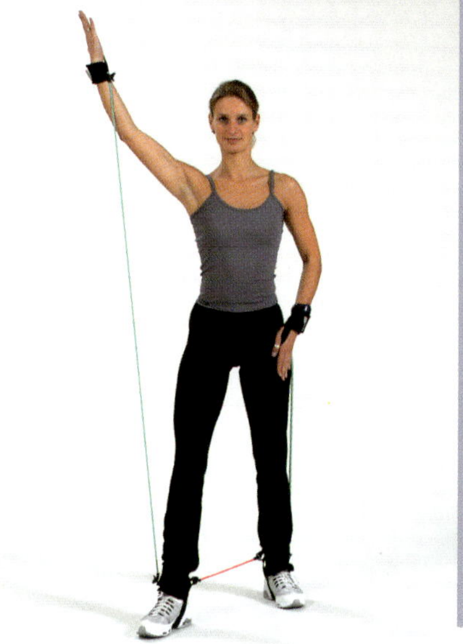

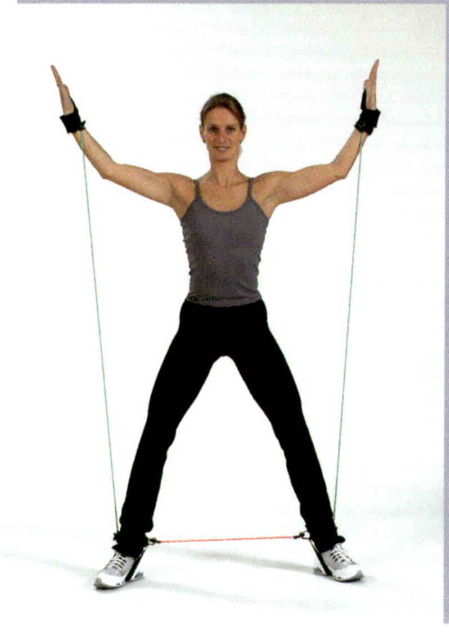

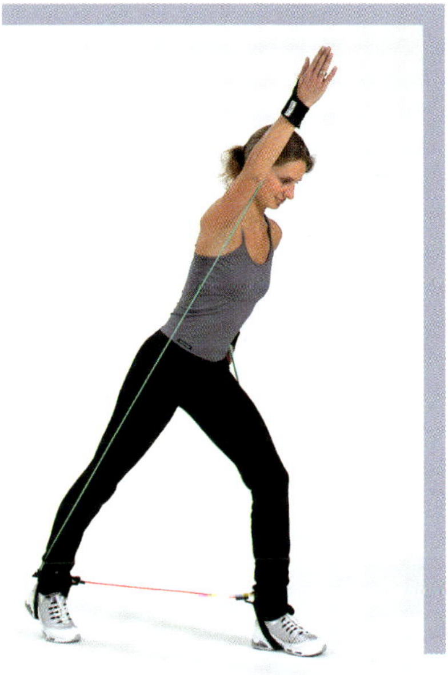

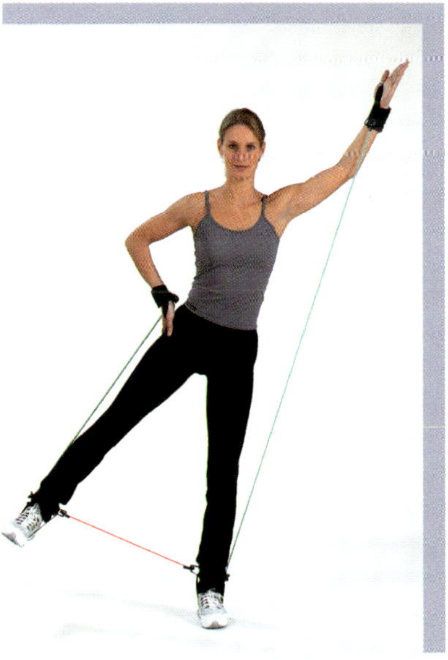

Ausfallschritt (Lunge)
Der ‚Lunge' kann in verschiedenen Varianten ausgeführt werden, durch unterschiedliche Bewegungsrichtungen des Spielbeins nach hinten, zur Seite, diagonal nach rück und durch Beugung oder Streckung des des Spielbeinknies. In unserem Beispiel wird der ‚Lunge' nach hinten diagonal ausgeführt, der Fußballen wird aufgesetzt. Der Körperschwerpunkt liegt auf der Mitte. Die Armführung des gleichen Armes nach schräg vor hoch entwickelt einen wirkungsvollen Spannungsaufbau im gesamten Bereich der Rücken- und Beinmuskulatur.

Schritt mit Abspreizen eines Beines (Step mit Side Leg Lift)
Aus einem Grundschritt heraus wird ein Bein seitlich abgespreizt, bis das Fußtube eine Spannung erreicht, die noch gehalten werden kann. Die Bewegungsrichtung des Fußes geht zur Seite, nicht nach oben. Mit dem Gegenarm wird das Armtube gespannt, sodass der Arm-Schulter-Bereich von dieser Bewegung angesprochen wird.

Mambo

Die Schrittausführung ist genauso wie in der Aerobic, aus der Schrittbewegung heraus wird ein Bein nach vorn gesetzt, die in die Seite geöffneten Arme unterstützen die Bewegung durch den entsprechenden Spannungsaufbau. Das gleiche Bein wird dann nach rück geführt und hinten aufgesetzt. Die Rückführung erfolgt über eine leicht geöffnete Fußposition, damit das Fußtube nicht die Bewegung beeinträchtigt.

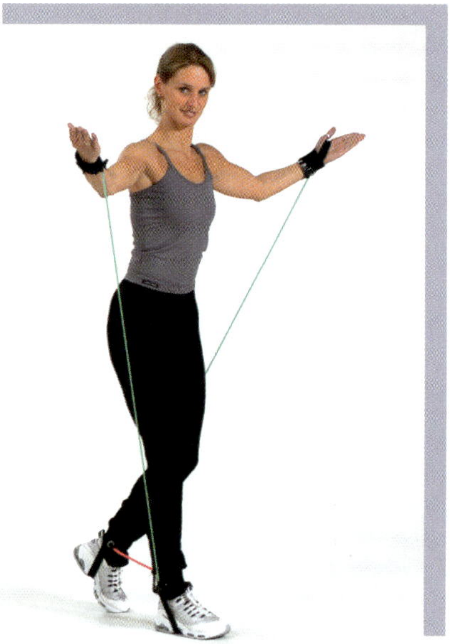

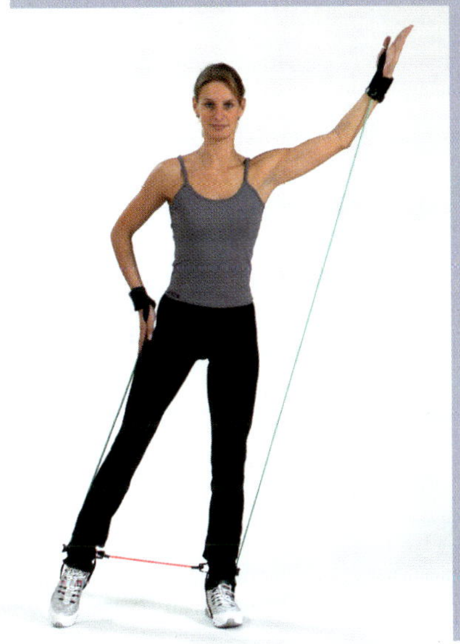

Fuß zur Seite tippen (Push Touch)

Aus der Grundposition wird ein Fuß seitwärts herausgestellt, so weit, wie es das Beintube zulässt und tippt auf. Das Gewicht ist auf dem Standbein und die Hüfte bleibt in einer frontalen Position. Durch das Seitführen der Arme in die Gegenrichtung ist ein langer Spannungszug des PPT möglich, der im Bereich der Arme und Schultern ebenfalls wirksam wird. Die gleiche Tapbewegung kann auch nach vor und rück ausgeführt werden.

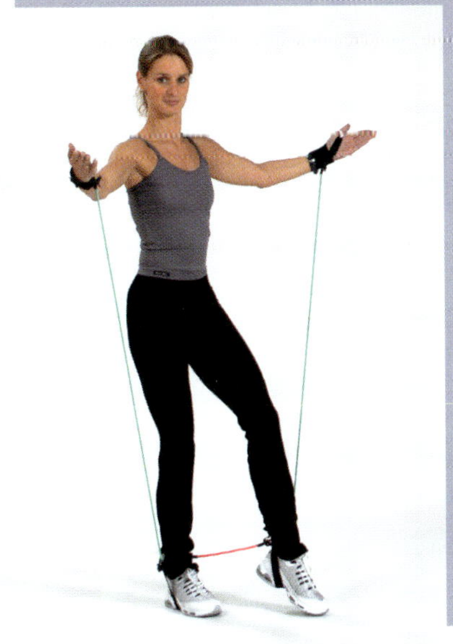

Gewichtsverlagerung von einem Bein auf das andere (Side to Side)

Ausgangsposition ist eine geöffnete Beinposition (Grätschstand) entsprechend der Spannungsamplitude des Beintubes. Das Gewicht wird rhythmisch von einem Bein auf das andere verlagert. Das Becken bleibt auf einer Ebene bzw. kann auch über eine leichte Verlagerung nach unten geführt werden. Die Arme sollten in eine geöffnete Position gebracht werden, um die Tubespannung auszunutzen und zu erhöhen.

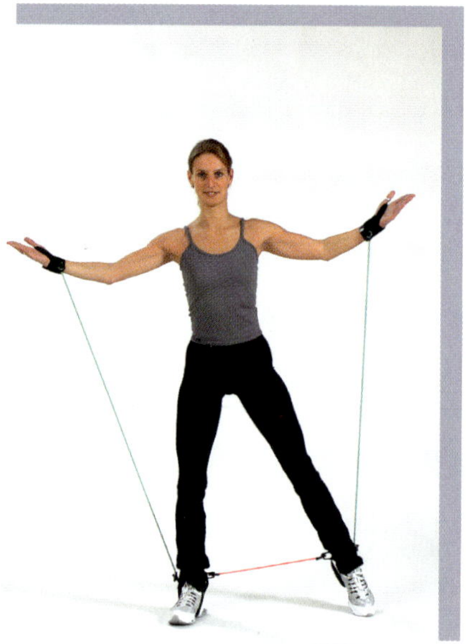

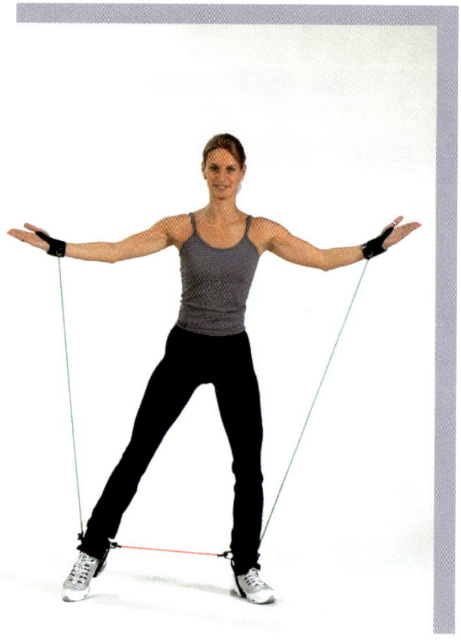

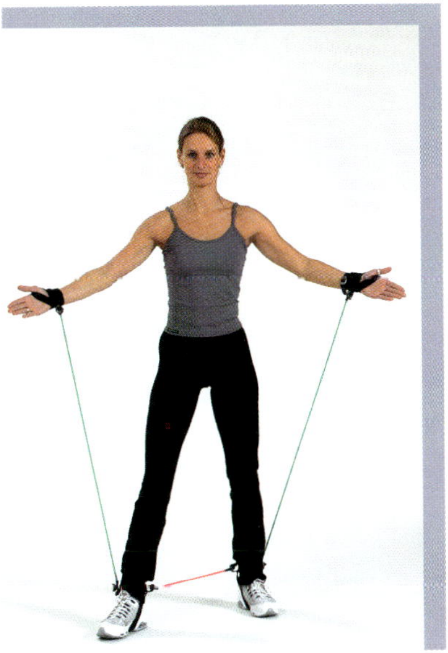

Seitlicher Kreuzschritt (Grapevine)

Aus der geschlossenen Fußposition erfolgt der erste Schritt diagonal zur Seite. Das unbelastete, freie Bein wird hinten gekreuzt und es erfolgt eine Gewichtsübertragung auf dieses Bein. Das vordere Bein wird zur Seite geführt und das zweite Bein herangestellt. Die Spannung im Beintube sollte in der Schrittphase gesichert sein. Für die Armführung empfiehlt sich eine einfache Variante, z.B. eingestützt in der Hüfte oder ein paralleles Seitführen mit den Schritten.

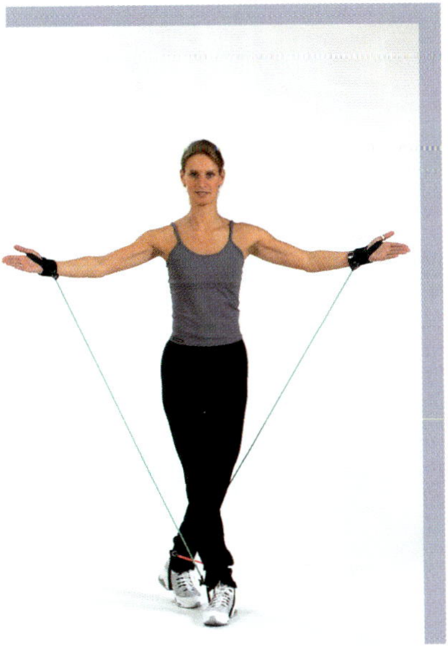

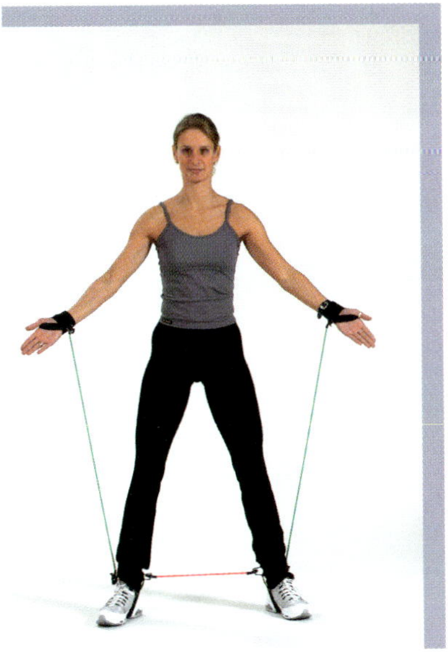

Große Kniebeuge (Squat)
Die Beine werden in eine möglichst große Grätschposition gebracht, sodass das Beintube maximal gespannt ist. In dieser Position werden die Beine gebeugt, das Gesäß wird dabei so weit als möglich nach hinten verlagert. Es ist darauf zu achten, dass die Knie hinter den Fußspitzen bleiben. Als Ausgleich muss der Oberkörper entsprechend nach vorn gebracht werden. Die Hände stützen sich an den Oberschenkeln ab und entlasten so die Wirbelsäule. Das Armtube kann gestrafft sein, muss aber nicht.

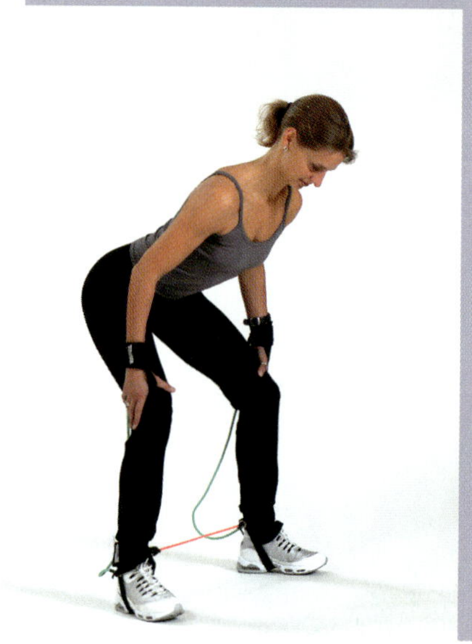

Knie heben (Knee-Lift)
Das unbelastete Bein wird gebeugt und nach vorn angehoben, bis das Knie etwa in Hüfthöhe ist. Die Spannung des Beintubes wird sich deutlich bemerkbar machen. Die Arme sollten bis auf Schulterhöhe in die Seite geführt werden, um den Spannungsaufbau bis in den Oberkörper zu nutzen. Wichtig ist die Bauch- und Gesäßspannung, um nicht unfunktionell auszuweichen (Hohlkreuz).

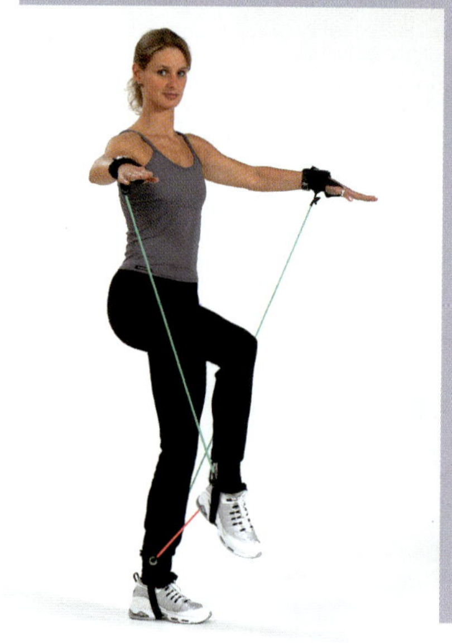

8 Das Bewegungsprogramm zur Musik

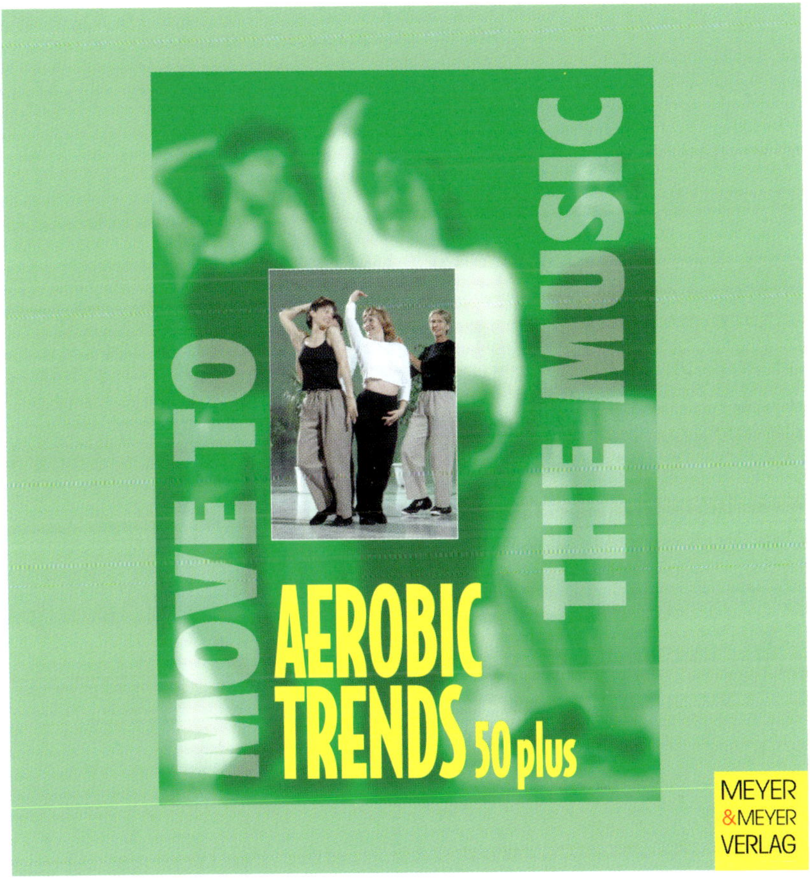

Beats Stundenphase	*Bein- und Armbewegungen*
Warm-up	Marschieren, die Arme dabei über die Seite heben und senken.
	Marschieren/gehen, die Arme dabei in Schulterhöhe front- bzw. seitheben und senken.
	Gehen, dabei die Unterarme vorne hochklappen und wieder senken (‚Biceps Curl').
	Aus der Grätsche Gewichtsverlagerung nach rechts und links (‚Side to Side') mit Schulterisolationen wie heben – senken – kreisen.
	Seitschritt nach rechts und links (‚Step touch') mit verschiedenen Armbewegungen wie winken, kleiner Frontalkreis rechts und links, einarmige und beidarmige Bewegungen.
	Verschiedene Beinbewegungen, wie Ferse tippen (‚Heel Dig') oder Fuß zur Seite tippen (‚Push Touch') mit einfachen Klatschrhythmen verbinden.
Vordehnung	Aus der Bewegung: ‚Ferse vor und rück' (‚Heel Dig'), die rechte Ferse vorne lassen und mit beiden Händen auf dem linken, gebeugten Standbein abstützen. Den rechten Fuß ranstellen, die linke Ferse nach vorne setzen und die Dehnung wiederholen.
	Aus der Schlussstellung das rechte Bein lang nach hinten stellen. Mit beiden Händen auf dem linken, gebeugten Bein abstützen. Den rechten Fuß wieder nach vorne ranstellen und die gleiche Übung mit dem linken Bein wiederholen.

Allgemeine Hinweise
Räumliche Orientierung

Bewegung am Platz. Übung mehrmals wiederholen, dabei tief ein- und ausatmen.

Vorwärts und rückwärts gehen. Alle Teilnehmer gehen in die gleiche Richtung, damit es beim Rückwärtsgehen keine Zusammenstöße gibt.

Kreuz und quer im Raum vorwärts gehen, dabei Blickkontakt zu den anderen Teilnehmern aufnehmen.

Die Bewegung erfolgt am Platz. Auch in Gegenüberstellung mit einem Partner möglich.

Alle Teilnehmer führen die Bewegung in die gleiche Richtung aus. Auch mit einem Partner in Gegenüberstellung möglich.

In Gegenüberstellung kann der Klatschrhythmus gegen die Hände des Partners ausgeführt werden.

Dehnung der ischiokruralen Muskulatur. Der Rücken bleibt dabei gestreckt und der Kopf in Verlängerung der Wirbelsäule.
Einige Sekunden in der Dehnungsphase halten.

Beide Füße sind nach vorne gerichtet. Becken nicht aufdrehen. Einige Sekunden in der Dehnungsphase bleiben.

Beats Stundenphase	*Bein- und Armbewegungen*
Cardiophase	
Block I	
4 Beats	Mit rechts beginnend vier Schritte vorwärts gehen, dabei die Unterarme umeinander rollen.
2 Beats	Die rechte Ferse vor und zurück (‚Heel Dig'). Dabei einmal in die Hände klatschen.
2 Beats	Die linke Ferse vor und zurück. Dabei einmal in die Hände klatschen.
4 Beats	Mit rechts beginnend vier Schritte rückwärts gehen, dabei die Unterarme umeinander rollen.
2 Beats	Die rechte Ferse vor und zurück (‚Heel Dig') und dabei einmal in die Hände klatschen.
2 Beats	Die linke Ferse vor und zurück, dabei einmal in die Hände klatschen. Alle Schritte aus Block I noch einmal wiederholen.
16 Beats	Freies Gehen (‚Walk') im Raum, wobei die Arme dynamisch mitbewegt werden.
32 Beats	Wiederholung der Bewegungsfolge aus Block I.

Allgemeine Hinweise
Räumliche Orientierung

Die Schritte können auch in die Diagonale ausgeführt werden.

Die Ferse kann auch diagonal nach außen aufgesetzt werden.

Die Ferse kann auch schräg zur entgegengesetzten Seite aufgesetzt werden.

Bei den letzten Beats mit einem Partner in Gegenüberstellung kommen.

Variante I: Beide Partner beginnen mit dem rechten Fuß und bewegen sich somit seitlich auseinander und wieder zueinander.
Variante II: Partner A beginnt mit rechts, Partner B mit links. Somit bewegen sich beide spiegelbildlich immer zur ‚gleichen' Seite (Team Learning).

Beats Stundenphase	*Bein- und Armbewegungen*
Block II	
2 Beats	Schritt seitwärts (‚Step Touch') nach rechts, die Arme dabei vor dem Brustkorb kreuzen.
2 Beats	Schritt seitwärts nach links, die Hände dabei in der Hüfte einstützen.
4 Beats	Schritt seitwärts nach rechts und links wiederholen.
2 Beats	Knieheben rechts (‚Knee-Lift'), dabei den Gegenarm in Schulterhöhe nach vorne schieben.
6 Beats	Knieheben links, rechts, links wiederholen.
16 Beats	Wiederholung der ersten 16 Beats aus Block II.
32 Beats	Gehen im Raum, mit dynamischen Armbewegungen.
64 Beats (oder mehr)	Wiederholung der Bewegungsfolge aus Block II.

Kann auch in einer leichten Vorwärtsbewegung durchgeführt werden.

Es können auch beide Arme mit nach vorne bewegt werden.

Hierbei wieder zur Bockaufstellung kommen (alle Teilnehmer blicken in die gleiche Richtung). Der Übungsleiter gibt das Handzeichen (Cueing) für die Aufteilung zum ‚Kanon' (siehe Kapitel 2.3).

Die Übungsfolge aus Block II wird von zwei Gruppen im ‚Kanon' ausgeführt.

Beats Stundenphase	*Bein- und Armbewegungen*
Block III	
4 Beats	Kreuzschritt (‚Grapevine') rechts, dabei mit dem rechten Arm einen Kreis vor dem Körper ausführen, die linke Hand bleibt in der Hüfte eingestützt.
4 Beats	Kreuzschritt (‚Grapevine') links, dabei mit dem linken Arm einen Kreis vor dem Körper ausführen, die rechte Hand bleibt in der Hüfte eingestützt.
8 Beats	Kreuzschritt (‚Grapevine') nach rechts und links wiederholen.
2 Beats	Gewichtsverlagerung (‚Side to Side') nach rechts, dabei die linke Ferse heben (‚Curl'), beide Arme schwingen dabei mit nach rechts.
2 Beats	Gewichtsverlagerung (‚Side to Side') nach links, dabei die rechte Ferse heben (‚Curl'), beide Arme schwingen dabei mit nach links.
12 Beats	Gewichtsverlagerung (‚Side to Side') nach rechts und links wiederholen, Arme in der Bewegung mitschwingen.

Als Variante kann der Kreuzschritt (‚Grapevine') auch mit einer 1/4 Drehung ausgeführt werden. Bewegungsvorschlag:

Kreuzschritt nach rechts. Mit dem letzten Antippen eine 1/4 Drehung mit der rechten Schulter nach hinten ausführen. Der linke Kreuzschritt erfolgt nun in eine neue Richtung, jedoch ohne Drehung. Wieder Kreuzschritt nach rechts. Mit dem letzten Antippen eine 1/2 Drehung mit der linken Schulter nach hinten ausführen. Kreuzschritt nach links, ohne Drehung. Danach müssten alle Teilnehmer wieder an ihrem Ausgangspunkt stehen.

Die Gewichtsverlagerung (‚Side to Side') kann auch in einer leichten Vorwärtsbewegung ausgeführt werden.

Beats Stundenphase	*Bein- und Armbewegungen*
Block IV	
4 Beats	Kniebeuge (‚Squat') nach rechts. Beim Öffnen die Hände auf die Oberschenkel abstützen, beim Schließen 2 x in die Hände klatschen.
12 Beats	Kniebeuge (‚Squat') nach links und rechts wiederholen.
4 Beats	Mit rechts beginnend vier Schritte vorwärts gehen, dabei die Arme in Brusthöhe nach vorne schieben und zur Seite öffnen. Die Handflächen zeigen dabei zur Decke (präsentieren).
4 Beats	Vier Schritte am Platz gehen, dabei die Arme seitlich senken.
4 Beats	Mit rechts beginnend vier Schritte rückwärts gehen, dabei die Arme in Brusthöhe nach vorne schieben und zur Seite öffnen. Die Handflächen zeigen dabei zur Decke (präsentieren).
4 Beats	Vier Schritte am Platz gehen, dabei die Arme seitlich senken.
32 Beats	Freies Gehen (‚Walk') im Raum, die Arme dabei dynamisch mitbewegen.

Allgemeine Hinweise
Räumliche Orientierung

Beim Schließen können unterschiedliche Klatschrhythmen ausgeführt werden.

Die letzten Schritte sollten noch einmal einfach gestaltet werden, damit jeder Teilnehmer sich besser auf die Wiederholung der ganzen Bewegungsfolge konzentrieren kann.

Durch das freie Gehen zu einer Blockaufstelllung kommen. Der Übungsleiter gibt entsprechendes Handzeichen (Cueing), damit sich die Gruppe teilt und in Gegenüberstellung kommt. Nun kann die ganze Bewegungsfolge spiegelverkehrt (alle beginnen mit dem re Fuß) oder spiegelbildlich (Gruppe A beginnt mit re, Gruppe B beginnt mit li) ausgeführt werden.

Wie viele der angegebenen Blöcke in der Cardiophase geschafft werden, hängt von vielerlei Faktoren ab. Lassen Sie sich nicht drängen, sondern entscheiden Sie selbst, was möglich ist. Sollte es mit der vorgeschlagenen Gruppenarbeit nicht sofort klappen, da die Teilnehmer sich noch zu sehr auf die Schritte skonzentrieren müssen, so probieren Sie es einfach in der nächsten Stunde. Viel Spaß.

9 Literaturhinweise

AUTORENTEAM: richtig fit. Das Begleitbuch zur Kampagne des DSB richtig fit. Mairs Geographischer Verlag 2000.

BAUMANN, Hartmut/LEYE, Monika (Hrsg.): Bewegung und Sport mit älteren Menschen. Meyer & Meyer Verlag 1997.

FELDT, Volkmar: Fit und gesund ab 30. Meyer & Meyer Verlag 1999.

GEIGER, Ludwig: Gesundheitstraining. BLV Sportwissen 1999.

HERRMANN, Klaus u.a.: Power Man. Meyer & Meyer Verlag 1998.

NAGY, Christine: Country Line Dances 1. Linientänze im Country- und Westernstil. Dieter Balsies Verlag 1998.

PAUL, Gudrun u.a.: AEROBIC TRAINING. Meyer & Meyer Verlag 4. Auflage 2000.

SCHWARZ, Werner. Ausdauer. SPORTUNION Wien 1993.

WILLIAMS-EVANS, Kymberly: AEROBIC-Fitness (Fachzeitschrift). Ausgabe 1/1993.